ADHD2.0

特性をパワーに変える科学的な方法

New Science and Essential Strategies for Thriving with Distraction
—From Childhood Through Adulthood

エドワード・M・ハロウェル
ジョン・J・レイティ［著］

橘 陽子［訳］

お茶の水女子大学名誉教授
榊原洋一［日本語版監修］

Edward M.Hallowell, M.D.,
and John J. Ratey, M.D.

ナツメ社

本書で扱う情報やアドバイスは、あなたのかかりつけの医師やお子様のかかりつけの小児科医、その他の医療従事者によるアドバイスの代替を意図したものではありません。治療や診断を必要とし得るあらゆる事項については、医療従事者に相談すること、また治療を施したり受けたりする、あるいはお子様の食事に関して大きな変更をする前には、医師に確認することをおすすめします。

本書で紹介する個人の名前や特徴は、個人情報保護の目的で一部変更してあります。存命、故人を問わず、類似する点があったとしてもすべて偶然の結果であり、意図したものではありません。

愛する妻、娘たち、孫たちへ

（ジョン・J・レイティ）

天に召されるまでずっと私たちを舐め、

陽気な愛を与えてくれたピピー、ハニー、ジギーへ。

元気いっぱいで今日もありとあらゆる方法で

愛を与えてくれるライラ、マックスへ。

God（神）を逆から書くとDog（犬）となるのは、

決して偶然ではない。

（エドワード・M・ハロウェル）

同じ脳なんかない。

最高の脳なんかない。

どの脳も自分だけの道を見つけていく。

——ハロウェル医師が5才の娘に贈った詩より——

目次

はじめに

この本の著者2人は1994年、とある書籍を執筆した。それは『Driven to Distraction: Recognizing and Coping with Attention Deficit Disorder』（邦題：へんてこな贈り物—誤解されやすいあなたに——注意欠陥・多動性障害とのつきあい方）というタイトルの書籍である。その内容はというと、当時ほとんどの人がまだその名称も知らないか、詳しくは知らなかった、注意欠陥障害（Attention Deficit Disorder, ADD）を、一般読者向けに紹介するものであった。

そして、その書籍を著した私たち2人もまた、ADDを抱える当事者である。ということは、ADDについては、あますところなく説明することができるのだ。読者であるあなたに、この症状が実在することを請け負えるのはもちろん、症状を抱えて生きていくのがどんな感じなのかを説明することもできる。2人とも、ADHDを専門とする精神科医として、長らくこの分野に取り組んできた。その中で入手できた情報や研究結果を踏まえ、ＡＤＨＤの評価と診断に関する書籍や、当事者に対する親、配偶者、治療者の関わり方についての書籍をこれまでに7冊、共著で発表してきている。

とは言うものの、最初に2人が手を組んだときから数えてみると、本書の執筆時点で25年を超える月日が経った。その間にさまざまな面で状況は大きく変わっている。ＡＤＤという名称は、多くの人々に認知されるようになった。それだけでなく、自分自身は当事者でなかったとしても、学校にいる誰か、同僚、配偶者など、周りにＡＤＤの人々が存在することを今や、ほとんどの人が知っている。学校関係者や先生方からは、よりいっそう高い関心が寄せられている。なぜなら、児童の中に未診断（または未管理）のＡＤＤの子どもがいると、ごく少人数のクラスであっても授業の進行が妨げられ、その一方でＡＤＤの子ども自身の可能性も十分に伸ばしてあげられなくなるためである。また、ＡＤＤという用語が半ば自虐的な、軽いニュアンスで使われることも多くなってきた。注意散漫で忘れっぽく、気まぐれな行動をとる自分や周囲の人々について、診断の有無にかかわらず「まったくＡＤＤなんだから」といった便利な表現として使われるケースが増えている。

変わったことといえば、それだけにはとどまらない。そのＡＤＤという名称自体すら、変わる時代がやってきた。ＡＤＤから、ＡＤＨＤ(注意欠如多動症、Attention deficit hyperactivity disorder）という名称にアップデートされることになったのだ。「多動(hyperactivity)」という言葉が追加されたわけだが、これは実際に表出する症状をもれなく正確に表すためである。最近ではこちらの名称の方がよく使われるようになり、より公的な表現となっている。したがって、本書の中でも以降はＡＤＨＤという略称を使用していくことにしよう。

このように、名称こそ一般に浸透してきたわけだが、その一方で旧態依然としたまま、腹だたしいほどに、まったくもって変わっていない問題もある。それは、今になっても、ＡＤＨＤのもつパワーや偉大さ、複雑さが、ほとんどの人に理解されないままである、ということだ。ＡＤＨＤについては、近年驚異的に理解が進んでいる。その治療に関しても多大な前進が見られている。それにもかかわらず、世の中に広まっているのは面白おかしく、キャッチーな形で伝えられた、不正確、不完全な情報ばかりなのだ。そして、そのような誤解によって心を傷つけられた人や適切な支援を受けるべきなのに助けを求められていない人、求めても適切な支援を見つけられない人が大勢いる。ＡＤＨＤの世界には、今でも無知という最大の敵が残されているのだ。

例も挙げて説明していこう。たとえば、ＡＤＨＤは子どもに現れる症状で大人になれば消失する、と考える人は多い。しかし現在では、幼少期にＡＤＨＤと診断された人が、大人になってもＡＤＨＤのままであることがわかっている。ＡＤＨＤは大人の問題でもあるのだ。大人になってＡＤＨＤではなくなったように見える人がいたとしても、彼らはその症状を補う方法を上手く身につけたため、ＡＤＨＤには見えなくなっているにすぎないのだ。また、大人になって初めてＡＤＨＤが表面化するパターンもある。これは人生の中でその人の対応力を上回るほど多くのことが求められるとよく起こる。典型的な例としては、女性が第１子を出産したときや、学生が医学部に入学したときなどが挙げられる。どちらの場合にも、日常生活をこなすために求められる物事が急激に増える。すると、それまでなら上手く補えていた人にも、ＡＤＨＤの症状が現れてくる。そうなると、その人もまたＡＤＨＤの診断の対象になってくるわけだ。実際に、精神疾患の重要な手引である『精神疾患の診断・統計マニュアル』（ＤＳＭ－５）にも、成人後に発症するＡＤＨＤも存在する、と記されている。

また別の例として、ＡＤＨＤなんて最新の医薬を提供したり、実証したりしたりしたい製薬会社のでっちあげのようなものだ、などと捉える人もいるようだ。確かに長い歴史の中で、薬の効力や根拠に関して、怪しげな売り手が誤解を広める要因となってきたこともある。だが、ＡＤＨＤに関していえば、これもまた真実ではない。

それに加えて、もっと思いやりのない声もいまだに聞こえてくる。ＡＤＨＤといったって要は怠《なま》け者のことを言い換えただけの実体のない用語だ、だから、ＡＤＨＤを「抱えている」などと言う人には、昔ながらの方法で躾《しつ》けてやらないといけないのだ、などという向きもあるのだ。しかし、実際はどうだろう。実は「怠け者」というのは、ＡＤＨＤからもっとも遠いところにある言葉である。ＡＤＨＤをもっている人々の心は常に働いている。その働きの成果がいつもいつも外に現れるわけではないが、それは成果を出すつもりがないとか、やる気がないとかいうことではないのだ。

そして、それよりも何よりも、あまりにも多くの人々が、ＡＤＨＤについてひどく誤解していることがある。それは、ＡＤＨＤというのがささいな症状の寄せ集めにすぎず、しかもほんのわずかな人々しかもっていないものだ、という考え方である。この考え方は本当に、**大きな**誤解である。

第一に、ＡＤＨＤを抱えているのは、わずかな人々などではない。人口の5パーセント以上が該当しているといわれるが、診断を受けないまま上手く生きている人（しかし、可能性としては今よりもずっと上手くやる力を秘めている人）もいるので、実際は5パーセントを遥かに超えると考えられる。ＡＤＨＤの診断方法をわかっている専門家の数も比較的少ないため、その点も加味すると、該当する人の割合はさらに違ってくるだろう。もっというと、この現代社会において、私たちは稲妻のようなスピードで情報にアクセスし、画像、音声、データなど、あふれんばかりの刺激を矢継ぎ早に受け取っている。その中では、誰もが「ＡＤＨＤ気味」になっているという可能性もあるのではないか。私たちは、これまでにないほど注意散漫で忘れっぽくなり、集中力に欠けてきている。このような「現代を背景とする一貫性に欠けた状態」については実際に新しい呼び名もついたほどなので、第1章で解説していこう。

ＡＤＨＤというものは、軽くみていると命にかかわる。これは文字どおりの意味である。ＡＤＨＤを抱えることで苦しみが生まれ、一生、絶え間なく試練が続いてしまうこともある。人物的には素晴らしいのにＡＤＨＤを抱えていることでどうしても成功できず、ストレスを感じながら、恥と失敗の多い人生をよろよろと進むことになってしまう。そして周囲からのやじを受けつつも、必死に頑張って大事なことをもれなくこなしていこうとし、その中で、成長したり、別の形でやり直したりすることになる。しかし、そうは上手く運ばず、自殺にまで至ったり、さまざまな依存に陥ったりしてしまう場合もある。ひいては、重大犯罪（刑務所は未診断のＡＤＨＤにあふれている）や、危険な暴力行為、短命につながることまである。

ＡＤＨＤ分野の第一人者にラッセル・バークレー博士という心理学者がいるのだが、彼はこうした危険について、次のような容赦のない統計結果を発表している。

公衆衛生の観点から見ると、ほかの死亡因子に比べてＡＤＨＤの及ぼす悪影響は大きい。たとえば、喫煙では平均余命《よみょう》が２・４年（１日20本以上吸った場合は約６・５年）短くなり、糖尿病や肥満では数年、血中コレステロール高値では９か月短くなるが、ＡＤＨＤがある場合には米国の５大死亡因子すべてを上回るリスクがあるとみられている。

ＡＤＨＤを抱えていると平均余命《よみょう》は13年近く短くなるのだという。しかも、バークレー博士は次のように続けている。

不慮の事故や自殺のリスクが高まることを示したあらゆる見解まで考慮に入れると、ＡＤＨＤの人のうち約3分の2において、最大21年も余命が短縮することになる。

いやいやしかし、**そうはならないはずだ**、と本書では断言する。というのも、ＡＤＨＤ関連の現在の知見や最新研究に基づけば、自信をもってそう言えるのである。いわば「2.0」バージョンにアップデートされた革新的な概念が存在するのだ。それを今こそ紹介していくときだろう。

さあ、その手始めとして、何から話していこう。薬物療法には大きな効果がある、ということから話していこうか。というのは、これに関連しては、前述のバークレー博士も次のように述べているのだ。

精神医学分野においてＡＤＨＤはもっとも治療できる可能性が高い。そのレベルは群を抜いている。効果が高く、反応率に優れた薬の数々があり、人の生体を変化させる薬物送達システムも、どの疾患よりも多い。精神医学で使われる薬の中でもＡＤＨＤに使われる薬というのは、もっとも安全なものとして分類されている。

このように、私たちの薬箱の中では革命が起きているのである。そのほかにも（または薬物療法と並行して）あなたや大切な人のＡＤＨＤ管理に活用できる行動戦略やライフスタイル戦略が、いくつもあることがわかってきている。まず第一に、運動によって落ち着きや集中力を高める手法がある。そして、ＡＤＨＤならではの常に生き生きとした想像力を活かすための手法もいくつか存在する。さらには、アクティブであることを必要としている脳にとって、もっとも適した「**ぴったり**の課題を見つけ出す」ための評価テストを利用することもできる。

このような戦略のそれぞれが効果を上げ、患者さんたちの人生を変革していくさまを、著者である私たちは臨床医として関わりながら、目の前で見てきた。そのうち何人かの患者さんについては、本書でも紹介していく(個人情報保護のため、仮名で紹介する)。また、脳スキャン技術の驚くべき進歩と神経精神医学者たちの熱心な研究の結果、それぞれの戦略に**どうして**効果があるのかも次第に明らかになってきている。これについては、第2章、第3章を使って興味深い説明をしていこう。そこで明らかになってくる概念が、ＡＤＨＤの脳を理解するにあたっての基盤となる。そしてそのほかのあらゆることの解明にもつながっていく。

とはいえ、本題に入る前に、まずは前の方で触れた**パワー**という言葉について説明をしておくことが肝要だろう。ＡＤＨＤにはパワーがある。そのパワーは多くの人々に、苦痛や無用な困難をもたらしてしまう。だが、もしも、このパワーを使いこなすことができたなら、あなたはどこかから買うことも、誰かに伝授することもできないような力を開花させることができる。それは、往々にして創造性と芸術的な才能の源となるもの、すなわち、アイデアを想起し、それを繰り返し考えようとする欲求である。この欲求こそが、ＡＤＨＤをもつあなた自身、あるいはお子さんの備える特別な長所であり、正真正銘のスーパーパワーとなり得るものなのだ。このことを真の意味で理解して、自分のものにすることができたなら、どうなるか。ＡＤＨＤであることは、あなたの想像以上に、成功するためのジャンプ台、自分の潜在能力を解き放つためのカギとなっていく。そして前述のように、これは臨床の現場で、日々起きていることなのである。

ＡＤＨＤのことを子どもに対して説明するときによく使う、とてもシンプルな例えがあるので紹介しよう。もちろん、大人にも当てはまる例えだ。それは、「ＡＤＨＤの人にはフェラーリ用のエンジンがついているが、自転車用のブレーキしかついていない」というものである。エンジンのパワーと、ブレーキの性能とが釣り合っていないから問題が起こるのだ。ということは、このブレーキの力を強化できるかどうかが、重要なポイントとなってくる。

つまり、ＡＤＨＤを抱えていても、その正体を理解してコントロールするまでになれれば、ＡＤＨＤを独特な力にあふれた、価値あるもの、すなわち、ギフトに変えられるのだ。もちろん、ここでは「理解して」という部分が肝になってくる。ＡＤＨＤのことを理解できているかどうかで、ほかの人とは異なる感覚や行動のあり方を、大変だと思うのか、あるいは心地よいと思うのかが変わってくるのだ。本書を執筆した大きな動機のひとつは、あなたや大切な人がほかの人と違っていても、それを心地よく思えるようになるよう手助けがしたい、というものだ。自分がいったい、どのような人なのかがわかってくれれば、自分を好きになることも、より簡単になるだろう。「知識は力」という決まり文句もあるが、この言葉がこれほどまでに似合う話もほかにない。さあ、ではこの気まぐれなＡＤＨＤについて、最新研究では何がわかっているのか、これから一緒に見ていこう。

第 1 章

特性のスペクトラム

ＡＤＨＤをもっているとは、いったいどういうことなのだろう。それは、まとまりに欠ける態度で親を困らせている、子どものような存在のことである。何ごとにも従うことのできない性質を備えていることである。そして、部屋の片付け、皿洗いなど、頼まれた仕事をこなす能力が十分でないことでもある。また、人の邪魔をし続けていたり、仕事が終わっていないことについて言い訳をしていたりすることも多々ある。ほとんどの側面で、潜在能力を大きく下回る能力しか発揮できていない場合もままある。せっかくの才能を無駄にしている、と日々叱られている子どものようである。生まれもった能力をもってすれば上手くやれるはずの最高のチャンスをふいにしていたり、あるいは両親から与えられた資質をことごとく使いこなせていなかったりもする。

それでもときには、才能にあふれた経営者になることもある。だが、締め切りに間に合わない、約束を忘れる、失礼な振る舞いをする、チャンスを無駄にするといったことが重なって、失敗を繰り返してしまうような場合もある。あるいは、依存症になったり、環境に適応できなかったり、失職の憂《う》き目に遭ったりするようなことも、たびたび起こってしまう。さらには、診断や治療計画の流れをスムーズに進めさせない犯人になってしまうことまである。つまり、１９５４年の映画『波止場《はとば》』の中でマーロン・ブランドが言っていた、「俺だって本当はチャンピオンに挑戦できたのに」というセリフを身をもって示すのが、私たちＡＤＨＤの人々なのだ。確かにチャンスをものにできたはずだったのに……、と何とも多くの人々が嘆《なげ》いているのである。

そのような私たちではあるが、世の中に対して良い結果をもたらすことだってある。本当だ。会議などのときには、その場から放り出される側になっているのかと思いきや、どこからともなく現れて斬新《ざんしん》な意見を出し、皆をピンチから救う存在となるのである。「成績不良児」と言われる場合も多いのだが、適切な支援を受ければ才能を開花させることができ、波乱に満ちた学歴を経たとしても、その後に信じられないような成功を見出せる人々、それが私たちである。そう**実際**、私たちＡＤＨＤの人々は挑戦者であり、勝利者でもある。

ＡＤＨＤの人は、想像力に富んで活力にあふれた教師や、牧師、サーカスの道化師、スタンダップ・コメディアンだったりすることもある。あるいは、陸軍・海軍の特殊部隊員、発明家、修理屋、流行の仕掛け人となっている場合もある。中には、たたき上げで億万長者にまで上り詰めるような人もいるし、ピューリッツァー賞、ノーベル賞、アカデミー賞、トニー賞、エミー賞、グラミー賞の受賞者となる人だっている。一流の弁護士、脳外科医、商品取引所のトレーダー、投資銀行家として働いている人もいる。そして、何よりＡＤＨＤの人々は起業家であることが多い。起業家精神とは、ＡＤＨＤの私たちそのものなのである。成人のＡＤＨＤ患者の大半は、起業家か、それを目指している人々である。ストラテジック・コーチ社（Strategic Coach）という起業家支援企業を創立・運営しているダン・スリヴァン氏（彼自身もＡＤＨＤの当事者である）によれば、同社のクライアントの半数以上は、やはりＡＤＨＤのある人々だと考えられるという。

ＡＤＨＤだからといって、ほかの人と姿かたちが異なるわけではないので、ＡＤＨＤの症状は外見からはわからない。けれどもＡＤＨＤの人々の頭を覗いてみれば、その中にはかなり異なる光景が広がっていることだろう。ポップコーン・マシーンの中のとうもろこしの粒のようにアイデアが跳ね回っているのが見えるかもしれない。そこではアイデアが機関銃のような速さで生み出されていて、スケジュールのようなものは何も見当たらない。アイデアがまるで規則性のない爆発であるかのように自然発生している。そして、このポップコーン・マシーンのスイッチを切ることはできないのだ。だから、夜を迎えても湧き出るアイデアを止める術がないこともしばしばである。私たちＡＤＨＤの人々の心は、休む暇がないようだ。

実際、ＡＤＨＤの人の心というのは、そこここに散在する状態である。突然、**どこか別の場所**にあるようだと気づくこともある。まるで夢を見ているような状態になっているのだが、それによってチャンスの船に乗り遅れてしまうこともたびたびある（実際の乗り物に乗り遅れることもある）。[*]だが、そのような事態になってしまった後でＡＤＨＤの人々は、何をしているか。気がつけば飛行機を設計していたり、ホッピングのおもちゃを考案していたりするようなことがあるのだ。これはどういうことかというと、就職面接の最中に心がさまよってしまったために、就活の成功には至らないが、一方で、そのときに利用した人事部門の待合室のポスターから新たなアイデアをひらめき、発明で特許をとるというようなことである。私たちＡＤＨＤをもつ人々は、名前や約束を忘れて人々を怒らせてしまう一方で、誰も気づかないようなことをつか

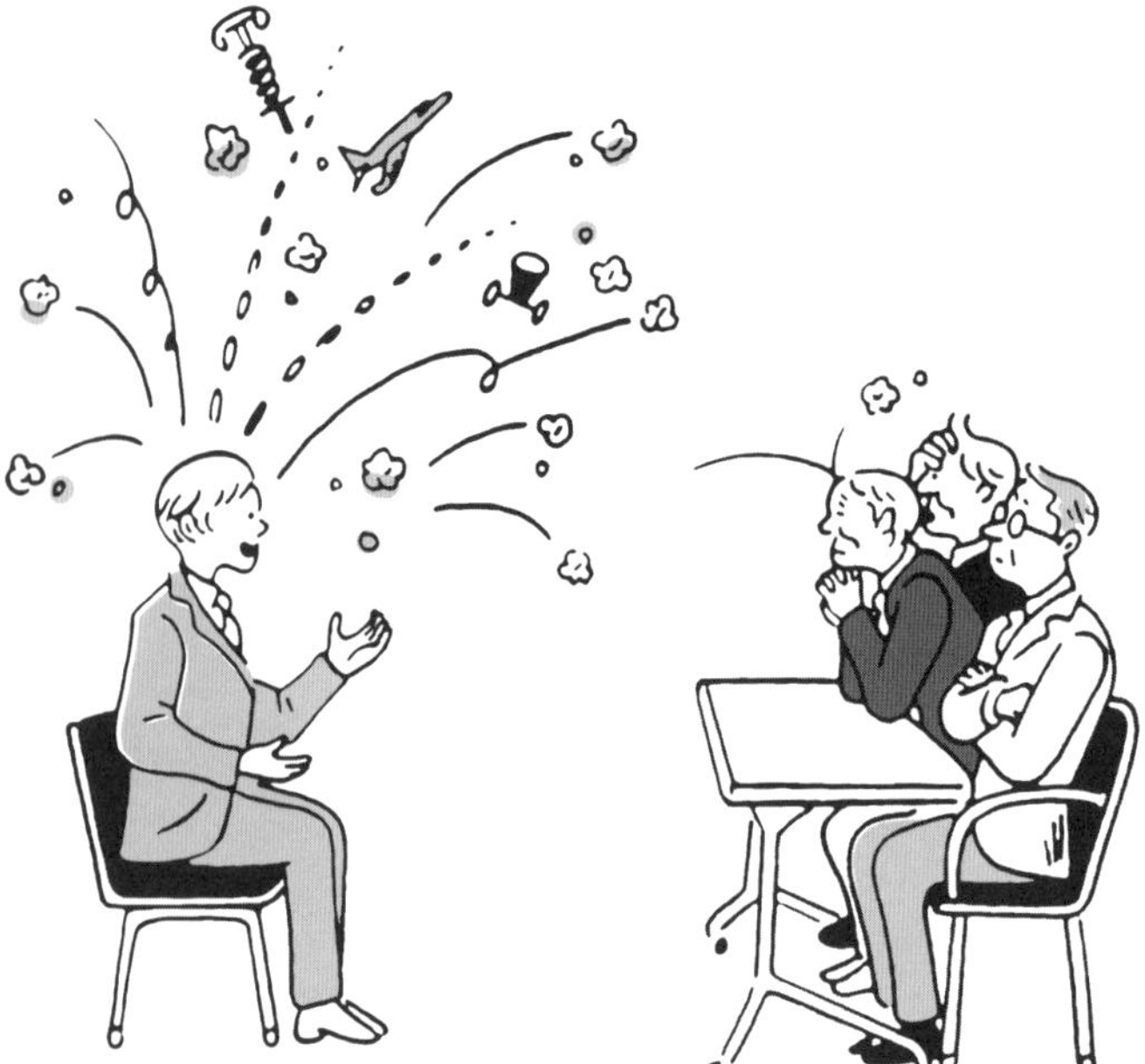

んで、成果へとつなげるのである。墓穴《ぼけつ》を掘ってしまったまさにその場所で、苦もなく穴を埋める方法を思いつく。偉大な数学者アラン・チューリング氏が遺した言葉に「ときに想像もつかない偉業をやってのけるのは、誰も想像のつかないような人物だ」というものがあるが、私たちは、この言葉がまさに言い尽くしているような存在なのである。

　つまり、ＡＤＨＤとは、世間一般の人が想像するような単純化されすぎた症状ではなく、あなたが想像するような詳細な診断基準で定められた症状そのものでもない。それよりもずっと豊かで、とても複雑で、矛盾や危険もはらんでいるわけだが、有利な立場になる可能性も生まれる、という状態なのだ。「ＡＤＨＤ」という言葉が示すのは、この世におけるあり方にすぎないのだ。ＡＤＨＤは障害と言い切れるものではなく、かといって才能だと言い切れるものでもない。これはユニークな心に宿っている一連の特性とでもいうべきものだ。そうした一連の特性が、明確な長所にも、延々と続く呪《のろ》いにもなり得るわけなのだが、それもこれも、ＡＤＨＤをどのように管理していくかにかかっているのである。

＊訳注：英語圏ではしばしば、チャンスを逃すことを「ボートに乗り遅れる」と表現する。

奇人、恋する人、そして詩人

一口にADHDといっても、人それぞれで異なる点がある。しかし、ADHDの人であればほぼ全員に当てはまるような特性もある。典型的なものとしては、注意力散漫で、衝動的で、多動があるということが挙げられる。だが、これよりも豊かで、よりふさわしいと思われる表現を、かのシェークスピアが遺している。それは「奇人、恋する人、そして詩人」という言葉である。

ADHDがあるからといって、頭がおかしくなっているわけではないので、「奇人」という表現が強すぎていることは、認めよう。けれども、リスクを取る、筋の通らない考え方をする、といったことがADHDの人々の行動にはよく見られる。私たちADHDの人々は**訳のわからないことが好き**なのである。私たちは、家にいてゆっくりできるときに不安を感じ、ほかの人が不安になっているときに悠々としている。どこにいるのか、どこへ向かっているのか、把握できないときにも、リラックスしている。十代のＡＤＨＤの子どもをもつ親が「あの子は何考えているの？　頭がどうかしているのよ！」と嘆《なげ》いていたり、ＡＤＨＤ当事者の妻が「なぜあの人はあんな馬鹿なことを何度も繰り返すの？　頭がおかしいってこと？」などと訴えていたりするのだが、それはまさにこのような状態を指している。

この状態のことを反逆児のようだと言い表す人もいる。だが、それは的を射た表現ではない。私たちは、何も**好き好んで**、周りに合わせないようにしているわけではない。そうではなくて、自分が今、どのような規範に沿っていないのかすら、気づいていないのである。

また、ＡＤＨＤの人々は、抑えの利かない楽天主義者だという意味で、恋する人でもある。好きでもない約束は守らず、追い求めたくない機会は追い求めず、つかみたくないチャンスはつかまない。物事に夢中になっており、普通の人なら制限があると思うことに対しても、限りない可能性を感じている。恋する人というのは行動を抑えられない。行動を抑えられないということが、すなわちＡＤＨＤをもつということのほとんどの部分を占めている。

これに加えてADHDの人は、創造性に優れ、夢見がちで、ときに暗い気持ちにもなる、という3つの特徴も備えている。ここから考えてみるに、詩人という説明もぴったりとあてはまるだろう。

「創造性」という言葉をADHDの人に対して使うとき、それは先天的な素質のことであり、欲求のことであり、いつでも想像の力を人生に深く注ぎ込もうとする抑えられない衝動のことである。その衝動の対象となるのは、プロジェクト、アイデア、楽曲であったり、場合によっては砂の城であったりもする。実際、ADHDの人は何かを創造したいという不変の欲求、いたるところに湧き上がる渇望を感じている。何を求めているか具体的にわかっているときも、いないときも、いつでもこの名もなき欲求がともにあるのだ。創造的な活動が磁石のN極なら、私たちはS極で、すぐにカチリとくっついてしまうかのようだ。私たちは魅了され、楽しさに没頭し、創造的な活動に釘付けになってしまう。その結果として、どのような顚末《てんまつ》が待っているとしても、である。

起きているときにも夢見がちなADHDの私たちは、いつでも創造活動にいそしんでいる。泥だんごをパンプキン・アップル・シフォンに変身させる方法を常に探している。持ち前の想像力で好奇心を膨らませ、あの騒音は何だったのか、あの岩の下には何があったのか、あのペトリ皿はそこに置いたときとなぜ違って見えているのか、確かめようとしている。もし私たちがここまで夢見がちで好奇心にあふれていなければ、物事は順調に進むだろうし、注意散漫になることもないだろう。しかし、どうしても騒音のことを確かめ、土を調べ、ペトリ皿を確認しようとしてしまう、というのが私たちなのである。ここから考えてみるに、ＡＤＨＤという名称の中に「欠如」という言葉が含まれているのは、ずいぶんとしっくりこない。実際、私たちは**注意力の不足**によって困っているわけではない。むしろその逆で、**注意力が過剰《かじょう》**にあり、自力で対処できるレベルを越えているので、それをコントロールすることが、私たちにとって常に課題となっているのである。

　そしてここでもうひとつ、暗い気持ちになってしまう、という特徴に関しても説明しておこう。このことは、ＡＤＨＤの人々に与えられた特別な祝福でありつつ、同時に悩ましい呪《のろ》いでもある。ＡＤＨＤの私たちには、ビジョンが浮かんでくる。それはたとえば、最強の包丁研ぎ器を作るための画期的なアイデアだったり、あるいは完璧な小説のプロットだったりする。いずれにせよ、私たちはそのビジョンに対して、かつてないほどの力を注いでのめり込むことになる。

そうして、のめり込んだ結果、私たちは出来上がったものに……がっかりするのだ。がっかりするだけにはとどまらず、急激に経験したことのないほど最悪な、不愉快で、ひどい気分になり、絶望の淵《ふち》にまで落ち込んでいってしまう。しかし、その後には予想だにしない形でどこからともなくビジョンが湧いてくる。すると、アイデアにあふれている状態に戻るのである。ビジョンが見えてきて、実現したくなるのだから……もうそれに抗《あらが》うことはできない。さあ、また挑戦しなくては……というわけで、再び夢見がちな創造の時間が始まるわけだ。そして、それが暗い気持ちを引き起こすことも、またあるのである。

この奇人、恋する人、詩人という3つの特徴からわかるように、私たちには、退屈に耐えられないというはっきりした傾向がある。退屈は私たちの力を吸い取ってしまう謎の吸着物質のようなものだ。私たちは退屈だと感じると（場合によっては刺激が足りないと感じるだけで）、次の瞬間にはもう反射的、自動的に刺激を求めている。これは意識する間もないほど瞬間的に起きることであり、それが何なのかを考える余裕もなく、退屈で引き起こされた心の緊急事態（脳の苦痛）にただただ**対処しなくてはならなくなり**、心の緊急医療チームが出動することになる。するとどうなるか。ちょっとした刺激を求めてケンカをふっかけたり、オンライン・ショッピングに熱中して大量買いしてしまったりするのである。人によっては銀行強盗や、コカインの摂取につながってしまうこともある。しかし、そうしたことに陥り得る一方で、世界中の誰もが見たことのない最高の機械を発明したり、事業の飛躍を妨げている課題の解決策を思いついたりする結果にもつながり得るのである。

矛盾する傾向たち

ＡＤＨＤには公式の診断基準（本書の３４５ページに掲載）というものがあり、精神科医や評価担当者が診断について話しているときには、この基準を見れば何を言っているのかが理解できる。だが、そこまで医学的な専門用語を使わずとも、ADHDのことは、相反《あいはん》している矛盾した傾向の集まりだと考えるとわかりやすい。たとえば、集中力に欠ける一方で、過集中するだけの能力も備えている。方向性を見失いつつ、強い方向性をもつ起業家精神にもあふれている。そして、物事を先延ばしにする傾向があるのに、1週間分の仕事を2時間で終わらせる才覚もあり、衝動的に誤った意思決定をしやすいのに、独創的で斬新《ざんしん》な問題解決力もあるのだ。さらには、人間関係でへまをやる一方で、不思議なほどに鋭い直感力と共感力も備えている。このように相反する傾向が、このほかにもまだたくさん見られるのである。

この後では、もう少し公的な定義に沿って、これがあればまぎれもなくADHDだという特徴を紹介していこう。次に該当する場合には、医学的判断を仰ぐことも検討するとよいかもしれない。

・説明のつかない成績不振がある。持って生まれた才能や備えているはずの知性を十分に発揮できない。それについて、弱視や重い身体の病気、頭の怪我による認識機能障害といった理由が見当たらず、はっきりとした説明がつかない。

- **さまよう心をもつ。**教師から、あるいは大人の場合には、上司や配偶者から、「気持ちがさまよっている」「集中力や作業の持続力に問題がある」「成績が一貫しない」「良い日と悪い日、良い瞬間と悪い瞬間がある」などと言われることが多い。結果として、教師、上司、配偶者から「もっと自制心が必要だ」とか「より頑張るべきだ」とか「**注意を払う**方法を学ぶべきだ」などと結論付けられる。まったく、冗談じゃない。ＡＤＨＤについてはいまだ無知もはびこっているので、秩序ある行動ができなかったり、注意力に欠けたりしているとその原因を「努力していないためだ」と言う人がいまだにいる。ではこの点、生物学的な事実はどうなっているのかというと、ＡＤＨＤの人は、刺激のない状況では**できない**のだ。やろうとしないのではない。できないのである。

- **整理整頓や計画を立てることに問題を抱えている。**これは臨床用語では「実行機能」の問題といわれている。子どもが朝の着替えを上手くできないようなことで、

2階へ行って着替えてきなさいと伝えた15分後に、まだパジャマ姿のまま、ベッドに寝そべって人形との会話に夢中になっている娘を見つけるようなケースがこれである。あるいは、ゴミ出しを頼まれた夫が、ゴミ捨て場まで歩いていく間に何をするのか忘れ、ゴミ捨て場の前をゆっくりと**通りすぎていく**といったケースもある。こういうとき、妻はどうするかといえば、怒り心頭に発する。そして自分の夫はあからさまに挑発的で、頼んだことをわざとやらず、反抗的で、とてつもなく自己中心的だ、などと、それまで何百回となく夫について思った言葉を頭に浮かべるわけだ。だが、そうして離婚に至ってしまう前に、こう考えてみると別れなくてもすむかもしれない。ゴミ捨て場を通りすぎてしまうことも、それ以外の自己中心的で人を軽視したような何百もの行動も、わがままや、性格的な欠陥ではなく、神経の状態のせいなのだ、という考え方である。その状態にあると、注意力が一貫性に欠けてしまい、即時記憶も持続しないで穴だらけになるので、頼んだことも一瞬で忘れ去られてしまうというわけなのである。さらにはこの問題をますます複雑にし、ときに診断の正しさまで疑われるような事態を招く事実もある。それは、同じ人物であっても**刺激を感じられる状況下にあると、**過集中したり、素晴らしいプレゼンを時間ぴったりに行ったり、非常に信頼に足る人に変身したりできる、ということである。しかし、前にも触れたように、ＡＤＨＤにとっては退屈というものが力を吸い取ってしまう存在になる。退屈するとＡＤＨＤの脳はそこから逃れ、熱心に刺激を求める旅に没入するのだ。すると、その一方で、ゴミ袋だけがぽつんと取り残されるようなことが起きるのである。

- **創造性と想像力が豊かである。**ＡＤＨＤの人々には、何歳になっても湧き立つような知性が見られることが多い。ただ、残念なことに、そうした生来の火花のような輝きがあっても、長年にわたってその火がかき消され続けることもある。つまり、批判や叱責を受けたり、方向転換を求められたり、評価してもらえなかったりすることだ。そして落胆が繰り返されたり、ストレスを抱えたり、明らかな失敗をしてしまったりする場合もある。

- **時間管理に問題があり、先延ばし傾向がある。**これは実行機能の別の因子ともいえる、たいへん興味深い特徴である。ＡＤＨＤの人は、それ以外の人とは異なる時間感覚をもっている。こうした感覚の違いの存在を認めるのは、大半の人にとって**本当に**難しいことである。だから、私たちの抱える問題は一般に共感を得られず、努力が足りないとか、態度が悪いとか、あるいは強情なだけだとかいうようにみなされてしまうのである。一方で実際のところはどうなのかというと、ＡＤＨＤの人には時間の連なりを感じ取る内部感覚が存在しない。止まることのない秒の流れが、分になり、時間になり、日になるという感覚を意識することが、できないのだ。そのような物理的な法則は受け付けず、ＡＤＨＤの人々は、脳内で時間を変質させている。私たちの世界において、チクタクと時を刻む秒が意識されることはほとんどなく、内部的なアラートや、アラームのような合図もほぼ存在しない。これをこれだけの時間でやって、これが終わったらあれをやって、それも終わったらまた次のことをやって、というように時間について熟慮して割り当てることが、ない。そんな複雑なことは全部、省いてしまおうじゃないかと、時間については最大限ざっくりと切り分けているのだ。私たちの世界において、認識できるのは「今」と「今でない、いつか」だけである。だから、「あと30分で出かけなくては」と言われたようなときには、「今は、出かける必要はない」と聞こえる。あるいは「論文の締め切りは5日後です」と言われたときには、「今は、締め切りのときではない」と聞こえるのだ。そうして、その締め切りが5日後だろうが、はたまた5か月後だろうが、そこには大した違いを感じないのである。そうなると「そろそろ寝ないといけない時間だ」と言われたとき、たとえ相手が実際に伝えたいのが「今こそ寝る時間だ」というメッセージであっても、こちらとしては、文字どおりの、そのままの意味で受け取ってしまう。このような感じで時間をおおざっぱに捉えてしまう感覚でいると、ケンカになったり、失敗や失職に至ったり、友人に落胆されたり、恋人に振られたりすることになってしまう。しかし、この傾向は同時に、大きなプレッシャーのかかる状況下でも素晴らしく仕事を成し遂げられる不思議なほどの能力や、大半の人なら極度のストレスを感じるような厳しい時間的制約の中でも腹だたしいほど見事に対応できる能力にもつながっている。

- **強い意志をもち、頑固で、助けを拒否する。** 驚くほど馬鹿げた話に聞こえるかもしれないが、ADHDをもつ人、特に男性の中には「助けられて成功するくらいなら、自分のやり方で失敗する」と言い放つ人が多い。

● 気前が良い。 私たちＡＤＨＤの人々は、抱えている歪《ゆが》みのせいで苦しむ一方で、たくさんの奇跡や、やって来ては過ぎ去っていくポジティブなエネルギーにも恵まれている。いざというときになれば、私たちほど気前の良い人々もいない。誰よりも楽天的で、熱心な人々でもある。皮肉なことに、人からの援助は拒《こば》みがちだというのに（前項にあるとおり）、私たちは知り合いでも他人でも、何かを求める人がいれば、何でも分け与える。だから、ＡＤＨＤの人々の中には優れたセールスパーソンも大勢いるのである。私たちはカリスマ的存在になったり、周囲を楽しませる人になったり、説得力のある人になったり、あるいは落ち込んでいるときこそ会いたい人になったりすることもある。

● じっとしていられない（特に男児、男性の場合）。**空想にふける**（特に女児、女性の場合）。女性の場合は、多動や問題行動が起こりにくい。女性はどの年齢層においても、もっとも診断のつきにくいグループに分類される。女性や女児のもつ、注意欠如があるが多動のないＡＤＨＤを見つけるためには、親、教師、配偶者、上司、医師の側に、鋭い判断力が必要になる。

- **独特で活発なユーモアのセンスがある。**突飛で風変わりである一方で、通常、かなり洗練されている。スタンダップ・コメディアンや喜劇作家にはADHDの人々がたくさんいる。その原因の一端は、おそらくは世界の見え方が根本的に異なっていることにある。私たちADHDの人々はいわゆる「型にはまらない考え方」で生きているのである。「Thinking outside the box（型にはまらず考える）」という表現を生んだ心理テストの考案者[*1]も、あるいはADHDをもつ人だったかもしれない。
- **若いときは人と分かち合ったり、遊んだりするのが苦手だが、友人は欲しい。**成長するにつれて、人付き合いに問題を抱える場合がある。これは、社会的な場面の読み取りが苦手であり、話に割り込んだり邪魔したりする衝動をコントロールできないためである。大人になると、これがつっけんどんで扱いにくい性格だと捉えられたり、不作法、自己中心的、馬鹿正直、あるいは打ち解けない性格だと受け取られたりすることもある。だが実際のところ、こうした問題を抱えるようになるのは、未診断で治療を受けていないADHDの人々である。ということは、ADHDと診断されるのはかなりの「グッド・ニュース」だといえるだろう。ＡＤＨＤだとわかると適切な支援を得られるようになるので、人生がより良いものになる。多くの場合、**遥かに**良い人生に変わるのである。

- **批判や拒否に対して非常に繊細である。**ウィリアム・ドッドソンという、ＡＤＨＤ関連の著作もある優れた臨床医がいるのだが、彼が提唱した有名な用語に「拒絶過敏症（rejection-sensitive dysphoria, RSD）」というものがある。これはＡＤＨＤをもつ人の一部に見られている傾向であり、馬鹿にされる、けなされる、何となく否定されるといったことをほんのわずかでも感じ取ると、急にひどく過剰《かじょう》な反応を示してしまう、というものだ。またたく間に深く落ち込んで、慰めようのない状態に陥るのである。そしてその一方で（対になる真逆の症状を大きな特徴とするＡＤＨＤの話では、**常に「一方」**が出てくる）、ＲＳＤとは逆の状態を表す用語も出現している。それは「評価敏感高揚感（Recognition-sensitive euphoria, RSE）」というもので、称賛、肯定、励ましを前向きに捉える突出した能力のことを指す。つまり、私たちＡＤＨＤの人々は、ささいな批判で奈落《ならく》の底に突き落とされることもあるが、ほんの少しの励ましや評価があれば高揚して元気になることもできるのだ。

・衝動性が高く、我慢できない。決断するのが早く、感謝するのが遅れる。かのマシュマロ・テスト[*2]を私たちADHDの人々が受けたとしても合格するのは難しい。私たちの行動の順序は「構え、狙え、撃て」ではなく「撃て、狙え、構え」となってしまいがちなのである。しかし、覚えておきたいのは、このような衝動性の裏には、創造性があるということである。創造性というのは、すなわち、良い結果につながった衝動のことにほかならない。創造的なアイデアの発想、「わかった！」という気づきの瞬間というのは、前もって**計画**しておけるようなものではない。それは指示も警告もなしに、**衝動**として私たちに訪れるのである。

・人生の状況を変えたくてたまらない。これは、成長するにつれて、ありふれた日常に全般的に満足できなくなるという形で現れる傾向がある。日常をより良くし、より高めたい、過剰なまでにエネルギーを注ぎ込みたい、あるいはレベルを数段上げたいという欲求につながっていく。このような「欲求」が、多大な成功や創造へとつながることもある一方で、あらゆる種類の依存などの危険行動につながってしまうこともある。多くの場合にはその両方である。

・**エネルギッシュである**（この特徴があるのでＡＤＨＤの名称には「多動」が入っている）。これは無気力になりやすい、という特徴と対になっており、そのために怠《なま》け者だと誤解されることも多い。

・**不思議なほど的確な直感がある。**この特徴は、簡単に気づくはずのことを見逃したり、主要なデータであるのに無視してしまったりする傾向と対になっている。

・**あけっぴろげで、失敗を取り繕おうとしない。**「人の機嫌を取る」ことができない、偽善に耐えられない、機転が利かないことが多い、不適切な言動がある、あるいは反響や結果に無頓着……このような特徴のある人は、ＡＤＨＤを抱えている場合が多い。こうした特徴が、特に子どもの場合には、追い詰められると衝動的な嘘をつく傾向にもなるが、これは反社会性人格に見られるような性格的な欠陥ではなく、良心の欠如でもない。そうあってほしいと願うあまり、現実を変えてしまおうとする反射的な試みである。

・**依存しやすく、さまざまな衝動的行動をとりやすい。**ドラッグやアルコールをはじめ、ギャンブル、買い物、散財、セックス、食事、運動、ゲームやスマホといった分野で、ＡＤＨＤの人はそうでない人よりも、問題を起こしてしまう可能性が5〜10倍ほど高い。これは前述した「欲求」、現実を活性化したい、というニーズから生じている。ただし、これには良い面もあって、適切で創造的な対象、すなわち、起業、本の執筆、家の建築、庭いじりなどに力を注ぐことができれば、悪癖や真の依存問題には陥らずに、欲求を満たすことが可能になる。

・避雷針《ひらいしん》と風見鶏《かざみどり》のようなものを備えている。どういうわけか、何かが上手くいかなくなりそうなとき、ＡＤＨＤの人はまるで避雷針のような役目に回ることが多い。20人でマリファナを吸っていたときにひとりだけ逮捕されてしまう少年になったり、誰より多くスケープゴートにされ、責められ、叱られてしまう子ども（あるいは大人）になったりする。また、家族イベント、ビジネス会議、クラス討論を図らずも混乱させる存在になってしまうこともある。しかし同時に、この避雷針の性質があることで、ＡＤＨＤの人は、どことも知れない場所からアイデア、エネルギー、予感、イメージを受け取り、それが驚くほどの成功にもつながるのである。そして、これと似ているのだが、ＡＤＨＤの人々には生まれつき、風見鶏《かざみどり》のような機能も備わっている。この風見鶏で、集団やクラス、家族や組織、町や国のムードやエネルギーが変わったことを真っ先に感じ取るのである。ほかの人々が気づく前に、風向きが悪くなったから注意してとか、すぐに大きなチャンスが来るから準備して、などと教えていたりする。この風見鶏の機能も、避雷針《ひらいしん》の機能と同様、既知の科学では説明のつかないものなのだが、著者たちの患者の間では、年代を問わず、常にこのようなケースが見られている。

• **自分のせいかどうかがわからず、人のせいにしたり、人を責めたりする。** この特徴は、概して自分のことを正確に観察することができない、という特徴と対になっている。結果として、自然と人のせいにしてしまうことが多くなる。これは、自分が問題にどう関わっているのかを真の意味で理解していないためである。

• **歪《ゆが》んでいてネガティブな自己イメージをもつ。** 自分を正確に観察できず、そこに批判に過剰《かじょう》反応してしまう性質と、成果の出ない日々が重なることにより、ＡＤＨＤの人々は通常、本来もつべきよりも遥かにネガティブな自己イメージをもっている。

そのせいで、現実の受け取り方にあまりに多くの歪みが生じるため、ある患者などはこの特徴を「注意欠如歪曲《わいきょく》症（attention deficit distorter）」と命名したほどである。考え方によっては、創造性というのも、別の現実を想像する力、つまり普通を「歪曲」して改良する力によるところがあるのだが、一方で、この「歪曲」がＡＤＨＤのもっとも辛い側面を創ってしまうこともある。すなわち、自己愛が大幅に低下するのである。私たちは、まるで鏡の家の中にいるような状態で自分の姿を見ていて、他人が自分を見るような方法では見ていない。失敗や弱点のように思えるものばかりを見ていて、通常たくさんあるはずの良い部分については、見えていないのだ。それで自分のことを正しく読めず、他人からの反応も正しく読めないので、恥ずかしさを感じてしまうのである。この恥ずかしさと恐れや誤解があるために、チャンスが訪れたときにも、人付き合いの場面でも、積極的になることができない。

＊１訳注：心理学者Ｊ・Ｐ・ギルフォードの研究で世に知られた「ナイン・ドット・パズル」というものがある。３×３の形に並んだ９つの点を４本の直線でどうつなぐかというパズルだが、これを解くにはまさしく「型にはまらない考え方」が必要とされるといわれる。

＊２注：１９７２年、スタンフォード大学の心理学者ウォルター・ミシェルは、マシュマロを使った実験で子どもがご褒美をもらうのを後まわしにできるかどうかをテストした。

生来のADHDか、文化によるADHDか

前述のような特徴の組み合わせをもって生まれてくる人は、科学的推定によると人口の5〜10パーセントに上る。これほどの割合で生まれつきADHDをもっている人がいるので、行動科学においてADHDは遺伝性が特に高い、とされているのが実状だ。「遺伝」とはどういうことか。それは生涯のどこかの時点で症状が現れる可能性を高めるような、遺伝子群を受け継ぐことである。となると、どの遺伝子がADHDに関与しているのか特定したいものだ。だが、現実としては、コレとアレのように特定はできず、「一連のADHD関連遺伝子群」といわれるものが存在するばかりだ。まあ、ADHDがさまざまな色をあしらった上着のようなものであることを考えれば、関連遺伝子の数が多いのも理にかなっている。

両親の一方がADHDの場合、子どもにADHDが遺伝するリスクは3分の1（3人に1人の確率）である。それでは両親ともADHDの場合はどうかというと、リ

スクは3分の2に上がる。とはいえ、これはあくまでも平均値にすぎない。たとえば、ハロウェル医師の家族の場合、本人がＡＤＨＤをもっていて、その妻はＡＤＨＤをもっていないが、3人の子どもは全員ＡＤＨＤをもっている。

そして、遺伝という要因以外にも、ＡＤＨＤを引き起こす特定の環境ストレス因子があることも、ずいぶん前からわかっている。特によく知られているのは、出生時の頭部損傷や酸素不足、幼少期にかかった感染症、そのほかのあらゆる種類の脳損傷である（なお、ここでいう「脳損傷（brain insult）」とは醜《みにく》い脳だと誰かに侮辱（insult）されるといったことではなく、発熱、鉛や水銀のような毒性物質、外傷などで、脳機能が何らかの形で阻害されてしまうことを指す）。

また、妊娠中における肥満、飲酒、ドラッグの摂取、喫煙も、生まれてくる子どものＡＤＨＤ発現リスクを高めるおそれがあると言われている。さらに言えば、これはまだ立証されてはいないのだが、神経機能関連で研究されている別のリスク因子も挙げておいた方がよいかもしれない。それは、磁界の非電離放射線（magnetic field non-ionizing radiation, MFR）というものであり、これには低周波と高周波の2種類がある。

低周波ＭＦＲは、送電線やキッチン家電などから発生しており、高周波ＭＦＲは、より最近の技術である無線ネットワークや携帯電話から発生している。ＭＦＲ関連については今後も、それこそ周波数を合わせて、注目しておこう。

このように生物学的な要因を背景としてＡＤＨＤをもつ人々がいるわけだ。だがそのほかに、一見ＡＤＨＤのように見えても詳しく調べると診断に当てはまる症状がない、とわかる人々も多くいる。それは、ＡＤＨＤに類似した症状が見られていても、その原因が現代の生活様式にある、というケースである。そのようなケースの「ＡＤＨＤ」の正体とは何かというと、急増する刺激への反応なのである。この急増する刺激というものが今、私たちの脳内や、世の中を苦しめている。

電子通信の技術が普及してからというもの、私たちは皆、この技術による壮大な行動条件づけの対象となっているわけである。それが、根本的に私たちを変えてしまっている。だが、それほどまでに劇的で、おそらくは時代まで塗り替える変革だというのに、この変化について正当な評価が行われているとはいえない。なぜかといえば、私たち自身もまた、この変化のただ中で生きているからである。カエルの泳ぐ冷たい水にゆっくりと熱を加えると、沸騰《ふっとう》するまでカエルは飛び出そうとしない。それと似たようなことだ。世の中に加えられている熱はかなりのものになったし、一方で外に飛び出すことだって、**できないことはない**。しかし、飛び出したうえで現代社会で上手くやっていくというのもとても困難なことなのだ。現代社会で生きていると、私たちの脳は訓練される。もっと速く動け、もっと大量の作業をこなせ、神経伝達信号を24時間３６５日受信し、発信し続けろ、といった具合に。そしてまた、絶え間なく、刺激を必要とするようにもなる。分刻みのスケジュールに追われているだけでなく、映画、テレビ、会話、そしてニュースからの刺激もある。スマホを見ないままでしばらく過ごしていられるという人も、今ではほとんどいなくなっている。

現代の生活様式がこうした変化を迫ってくるのである。そのために私たちの脳は人類史上､類を見ないほど膨大になったデータを指数関数的に処理しなければならない。インターネット、スマホ、ＳＮＳが普及する前と比べてデータの量は激増しているのだが、では人の脳内の配線の変化はどうかというと、こちらには変わりがない（いやいや、これも推測の域を出ず、専門家の中には脳内の配線も変化しているのでは、と疑う人もいるが）。

いずれにせよ、私たちは生活の流れの速さや、ひっきりなしに放たれては脳に飛び込んでくるデータに対して、受けて立とうと常に努力を重ね、順応するため、やむなく各種の新しい傾向を身につけてきた。その傾向は往々にして、社会適応的であるとは言えないものだった。著者たちは、現在これらをひとまとめにして可変注意刺激特性(variable attention stimulus trait, VAST)*と呼ぶようになっている。

本来のADHDであっても、その親戚にあたる環境由来のVASTであっても、大事なのは「貼られているレッテルを剥がして、持ち前の長所に注目すること」である。誤解のないように言っておくと、これはあなたが経験する暗い側面を否定しろということではなく、良い面もまた見つけてほしい、ということである。

VASTについては、この後の箇条書きで特徴を説明しよう。それを見るとわかるとおり、VASTには機能障害に関する要件が含まれていない。VASTは障害として規定されたものではなく、特徴にすぎないものだからである。また、この箇条書きには長所に関する記述が多く含まれていることもわかる。正式なADHDと診断するためには、注意欠如、多動・衝動性の各9条件のうち、6つに当てはまることが求められるのだが（症状の一覧は巻末の診断基準で参照できる）、ＶＡＳＴについては診断（というかこの場合には「説明」や「自己紹介」とでも言うべきこと）に何個当てはまればＶＡＳＴ、と言えるような数は規定されていない。

なお、ＡＤＨＤの診断基準について、ほかに述べておくことといえば、実は、公式の診断マニュアルであるＤＳＭ-５の中にも（意図的ではないにせよ）混乱を招きかねない記述が多くある。たとえば「私はＡＤＤですか、それともＡＤＨＤですか」という質問をよく受けるのだが、事実上、ＡＤＤという分類はもはや存在しなくなっており、だからＡＤＨＤと診断されるほかない、というのがその答えになる。しかし、ＡＤＤを区分する要素は今でも存在するのだ。すなわち、注意欠如の項目で９症状中６つ以上に該当する一方で、多動・衝動性の項目ではそれほど該当しない場合には、ＡＤＨＤ（**不注意優勢型**）と分類され、これがかつてのＡＤＤにあたるのである。なお、注意欠如と多動・衝動性の両方で９症状中６つ以上に該当する場合はＡＤＨＤ（**混合型**）となり、多動・衝動性に関してのみ該当する症状があるという、非常に珍しいタイプの場合はＡＤＨＤ（**多動・衝動性優勢型**）となる。

さて、それでは次ページから表でVASTについて紹介していくが、これは「診断基準」と呼べるようなものではない。もし、この一覧にある説明が、自分のことを言っているようだとか、他人とは違う自分ならではの特徴だとか思えるほどに当てはまっているなら、あなたはVASTに相当することになる。その場合には、本書で紹介していく、VASTを抱えてより良く生きる方法の解説が、あなたの役に立つかもしれない。

最後になるが、この表でも、それぞれの説明内に逆を意味する単語が含まれていることにすぐに気づかれると思う。これは、VASTもまたADHDと同様に、上と下、右と左のような矛盾した対となる特徴から成り立っているためである。というわけで、VASTを抱える人生もまた、ごちゃごちゃとした、かなり混乱したものになる可能性がある。だが同時に、VASTを抱えていることで、非常にエキサイティングで、ときには革新的なまでの人生になる可能性もある。(また、この説明の中にはADHD関連の20項目と重複するものが多いことにも気づかれるだろう)。

＊注：この特性段階とVASTという頭字語は、サンフランシスコのラジオ局KQEDでヘルス・エディターを務めるキャリー・フェイベルが提案し、それをたいへん気に入った私たち著者２人が彼女の許可を得て採用したものである。

長所	課題
情熱的、熱心、理想主義。理念や友人のために率先してすべてを捧げる。	理念に忠実なあまり柔軟性に欠ける。狂信的、執拗、理不尽になることがある。エイハブ船長*シンドローム。
ときに細心の注意を払うことができる（とりわけ重大な物事に対して）。	通常、まとまりに欠け、無秩序になり、その結果として混乱に支配され、学校生活、仕事、結婚が危機にひんする場合もある。
短時間で多くのことを成し遂げられる。	時間の感覚が根本的に異なっている。世界に**今**と**今以外**しかなく、結果として先延ばしばかりするようになり、時間内に作業を終わらせられることが稀である。
変わっている、普通でない、型破りであるといったことを高く評価する。	従いたくない、列に並びたくないなどの気持ちが高まると、本当にそうできなくなったり、その行動を拒否したりする。
ずばぬけて優秀な夢想家、空想家。想像の翼に乗り、夢の世界を飛び回る。	ときに現実に飽き飽きして、現実世界を無視するので、トラブルになることもある。
失敗を素直に認める。周囲がためらうような発言もできる。率直で単刀直入である。	気持ちを傷つけたり、自分自身を傷つけたりすることがある。まったくそうしたくはないのに、意図せず非情な態度になることがある。
自由、独立、自分の裁量で動くことを激しく求める。自分の運命は自分で決める。	チームで働くこと、指示に従うこと、プライベートで親しい関係をもつことが困難である。
生まれつき創造性にあふれる。ポップコーン・マシーンの中のように常にアイデアが生み出されている。	あふれ出るアイデアをまとめきれず、そのアイデアで生産的な何かをすることが難しい。

＊訳注：小説『白鯨』でクジラへの報復に執念を燃やす主人公。

長所	課題
生まれつき好奇心にあふれている。誰が、何を、どこで、なぜ、どのように行ったのかを常に知りたがる。そしてその答えを知るまで決して満足しない。	目新しいもの、謎、難問、未解決の問題、魅力的なチャンスがあると、何の関係もないことであっても、気を取られてしまいやすい。
飛び抜けて精力的である。疲れ知らずに見える。	衝動的で、じっと座っていたり、同僚・身内と長話ししたり、アイデアを熟考したりできない。
頭の回転が速い。何年も前のことを詳細に思い出せる。	隣の部屋に何を取りにいったのか忘れ、また車の鍵をどこに置いたのか忘れる。財布、眼鏡、傘を忘れる。車のルーフに食料品を置いてしまったままで発進する。
アイデアにあふれている。	たくさんのアイデアをどれもこれも大きく膨らませないまま、終わらせてしまう。
決断力がある。重要で複雑な決断を一瞬で下せる。	せっかちである。あいまいな状況と格闘することを嫌う。考えず衝動的に行動する。
新しい計画、取引、アイデア、プロジェクト、人間関係に遭遇すると最初は熱狂する。	中盤になると熱狂は徐々に冷める。興味の持続が困難である。
責任を引き受ける。やるべきことを成し遂げる。	人に任せて、相手に自分と同じほど上手くやってもらえると信頼することが困難である。
粘り強い。決してあきらめない。文字どおり倒れてしまうまでやめない。	頑固である。誰かのアドバイスで成功するくらいなら、自分のやり方で失敗したい。苦手なことに取り組んで得意なことに変えるために、一生を捧げることがある。

長所	課題
とっさに行動できる。	先延ばしして、大きな問題を生むことがある。
独創的である。ほかの人には思いつかないような解決策を見出す。斬新なアイデアを思いつく。	奇抜で、風変わりで、常軌を逸していると思われることもある。突飛で、横柄すぎる態度で、人を遠ざけてしまう場合もある。
自信がある。物怖じしない。	不安定感がある。自信満々に見えるがその成功をすべてまやかしだと感じている。
きわめて勤勉である。	感情に突き動かされる。何かをせずにいられない。気を楽にできない。のめり込んで手のつけられない状態になる。
稲妻のように頭の回転が速い。	心を鎮めるのが困難である。落ち着こうとした結果、依存症に陥るリスクがある。
リスクを引き受ける。危機的、危険な状況のときに、最高の集中力を発揮して活躍する。	人生を味わい、生きていることを実感するために、危険な物事を必要としてしまう。
誰よりも早く全体像を把握する。	物事の実施に手こずり、細部を気にする。
寛大である。気前が良い。見返りを求めずに手を差し伸べようとする。	大盤振る舞いしてしまう。

長所	課題
面白い人である。パーティの盛り上げ役である。誰とでもつながりをもてる。	内心は孤独である。本当は誰にも理解されていないと感じている。
革新的である。	指示に従えない。指示に従おうとしない。
興味を引かれているときには、細心の注意を払うことができる。	気をそらされやすい。興味を引かれていないときには心がさまよってしまう。電子機器をよく使用するが、集中して取り組むことは困難である。
いくつかの分野にきわめて才能がある。	いくつかの分野で深刻な能力不足がある。
人生を愛する。何でも試してみようとする。いつまでも飽き足りない。	のめり込みすぎる。人につらくあたってしまいそうになる。
強いリーダーである。カリスマ的である。	リーダーの立場を嫌う。皆を失望させてしまうのではないかと心配する。自らのもつカリスマ性に気づかない。
刺激の強い状況では成功する。	満たされてしまうとあまりに退屈して、強い刺激を得るために普通の幸せをかき乱してしまう。
議論や口論、対立を好む。	パートナーも同じような性格でない限り、親しい関係の構築が難しくなることがある。

第 2 章

脳の悪魔を理解する

ではここで、ハンクという男性がいると仮定して考えてみよう。ハンクは生まれながらのセールスマン気質であり、人付き合いが上手で、人を見極める目を備えている。だが、彼は、生き地獄のような苦しみもまた、味わっている。生き地獄だなんて、と思うかもしれないが、彼の耐えている苦悩の深さを考えれば、これは大げさな言い方ではない。ハンクは、たびたび**憂《ゆう》うつな気分**にさいなまれているのである。それは15分のときもあれば、1時間のときもある。ときには土曜日の午前中ずっとだったり、もっと長く続いたりすることもある。頭の中に不安が生み出されてきて、不穏な考え、想像、アイデア、感情が湧き上がってくる。それが思考の流れを邪魔する岩のようになってしまうため、必死で穏やかな川下りをしようとしているのに上手くやれない。このような岩は次から次へと頭の中に出現する。だから、また勇気を出して思考の急流をどんどんと先へ下って行こうとしても、その間ずっと、その岩々が流れを乱し続けるのである。

そうして、ネガティブな思考の激流の中で足止めされたままの状態で、ハンクはリビングの安楽椅子に腰掛け、床に足を据え、椅子のアームをぎゅっと握って、窓の外をじいっと見つめながら晴れた午後を過ごす。もちろん、実際その目には前庭の楡《にれ》の木や向こうの通りの光景が映っているのだが、それを彼が心から楽しむことはない。彼が本当に見ているのは、頭の中でやり過ごさなくてはならない岩々、すなわち、自分が打ち勝たなくてはならない危機だけなのである。

なんとも恐ろしい無言のうちの思考プロセスだが、これがハンクにとっては歯磨きや通勤と同じルーティンのようになっている。ほかのルーティンと違っているのは、この思考プロセスの方が長い時間を要し、苦痛しか生み出すものがなく、得るものは何もないという点だけである。

ハンクは40歳を迎えるが、今もなお仕事で成功を収めているとはいえない。ただ、それは彼が才能に欠けているからというよりはむしろ、彼の才能があり余っているせいであることは、上司も認めているところである。では、本当のところ、成功できない原因はどこにあるのだろうか。それはひとえに「きちんと行動できない」からだけなんです――と、憤慨《ふんがい》しがちに明かすのは彼の妻である。

しかし、憤慨するということで言うなら、もっとも憤慨しているのはハンク自身である。そしてその怒りの矛先はというと、しょっちゅう自分にばかり向けられている。ハンクは抗うつ剤を飲んでみたこともあるのだが、結果としては、単に性欲が失せて人生の数少ない楽しみを失っただけだった。心理療法も試してみたわけだが、これは皮肉な結末となった。心理士に対して自分がストレスを与えているのではないか、心理士の自信を失わせているのではないか、と罪悪感を覚えるようになったのである。「先生のせいじゃないんです」と告げて、ハンクは心理士のもとを去った。その面談の際に彼は自分のことをもう治らないと断定し「私の問題はきっと別モノで、ダークサイドにいる悪魔にでも取り憑かれていて、もうそれにも慣れっこになっているのでしょう」と言い残したのだった。

この世の中には、心配性の人、というのがたくさんいて、ハンクもまたそのひとりである。しかし、彼の場合には、そこにＡＤＨＤの影響が及び、心配の度合いがいっそう強まってしまっているのだ。通常の場合、集中力に欠けてしまうことで影響が出るのがＡＤＨＤやＶＡＳＴ特性をもつ人々なのだが、皮肉なことに、こと心配事に対しては集中力が注がれすぎ、思考のわだちにはまり込んでしまうことが多くなる。

この思考のわだちから抜け出すことが、道のわだちと同じように、ときに困難な作業となってしまうのである。しかし、現代に生きている私たちはラッキーだ。というのも、この思考のわだちがどのようにして作り出されるか、そこからどのようにして抜け出せるかが、今や明らかになってきているのである。

新しい発見、新しい対策

それではここで、ここ30年の間でも世界最大級の偉業といえる脳科学の進歩について明らかにしていこう。人類の歴史を紐解いてみると、まずそこには、数千年の長きに及ぶモラルの時代があった（**何もかもが自制心に委ねられていた、ややこしい世界**だった）。それに続いて宗教の時代がやって来た（**苦難のことは神様に委ね、「神の与えるものは常に最高」とする世界**だった）。それから、哲学の時代が到来した（**自分にできることは管理して、不可能なことは受け入れる世界**だった）。こうして哲学の時代を迎えてからは、精神面の苦痛についても説明がつけられるようになり、癒やすべき対象だとして扱われるようになった。このような段階を経て、私たちが今、生きているのは、どのような時代なのだろうか。それは、行動の源となる実存している基質、すなわち、脳とそれに付随する神経システムに対してアクセスできる時代なのである。

現代では、脳内にある多くの分子について測定が可能になっている。電気的活性や血流をはじめとして、エネルギーとなるグルコースや酸素の特異的消費に関しても測定でき、脳の各領域を実際に計測して、サイズと機能の相関関係を示すこともできる。脳の機能に対して、背後で影響を及ぼしている遺伝的性質についても解明されつつあり、その一方で、後成的遺伝学的な現象、すなわち、遺伝子の発現の有無に環境の及ぼすさまざまな影響に関しても、明らかになってきている。

ここで例を挙げて説明しよう。たとえば、うつ状態になりやすい遺伝子をもって生まれてきても、愛情豊かな両親や養育力ある学校制度に恵まれると、その遺伝子が発現しなくなるといったことがあり、これを後成的遺伝学的な現象という。そうした場合、うつ状態になりやすい遺伝子を備えているのに、それに悩まされることなく人生を歩んでいける。逆に、両親の愛情が足りなかったり、十分な養育や人とのポジティブなつながりを得られなかったりすると、あるいはさらにひどいケースとしてトラウマや虐待に苦しめられていると、うつ状態などの病的状態に陥りやすい遺伝子を継承している場合、その遺伝子の発現する確率が大幅に高まってしまう。しかも、このような影響の出方が見られてくるのは、遺伝形質だけにとどまらない。健康状態や障害、疾患にも、生まれつきの性質と養育環境が、**常に、両方とも**影響する。生まれつき悪い性質や悪い遺伝子を備えていたとしても、良い環境で育てられることで、その影響が劇的に薄まる、ということがあり得るのだ。そして残念なことに、逆もまた真である。悪い環境、すなわち、親が冷たかったり親との距離が感じられたりする環境、対立が続いたり、明らかなトラウマを抱えたりするような環境で育った場合には、生まれつき良い性質や良い遺伝子を備えていても、その発現が抑えられることがあるのだ。

これらのことを後成的遺伝学的な現象というのだが、実はこの分野に関する研究が進められた結果、脳には驚くべき力があることが証明されたのである。それは、脳が生涯を通じて変化し続ける、ということである。**神経可塑性**《かそせい》と呼ばれるこの性質こそが、これまでの神経科学において最大級の発見なのだ。これが発見されるまで、脳は一定の年齢になると多かれ少なかれ固まってしまうと考えられており、30歳頃を過ぎると運命は決定され、脳はそれ以上発達しないとされていた。「鉄は熱いうちに打て」とか「老い木は曲がらぬ」といった、よく言われる決まり文句や社会通念は、このような考えの下に生み出されてきたものである。どんなにセラピーを受けても、経験を積んでも、脳の構造や性格が大きく向上するようなことはなく、変わるとすれば、病気や発作、がん、毒物、アルコール、ドラッグ、認知症をきっかけとした悪化しかないという理解の下に、自分は自分、その自分に慣れた方が良い、という考えが浸透していたのである。

しかし、この考えは間違っていたのだ。脳関連の通念が多く生み出された時代を超え、今や私たちは、別の事実を知っている。多くの神経科学者が研究を重ねた結果、自分というもののあり方については、常に小さな変化が生じていることがわかってきたのだ。その変化を引き起こしているのは、自分の行動であり、誰を愛するか、どこに住むか、何を食べるかであり、また、運動やストレス、飼育したペット、笑いの頻度など、数限りない小さな経験であることが明らかになってきている。そのようなきつかけに遭遇するたびに、あなたの脳内では次々と反応が生じているのである。なんとも素晴らしいニュースではないか。しかし、ほとんどの人がこれに気づいてはいない。だから、考えてみてほしい。自分が何者なのか、どこに向かっていくのかを私たちは**変えていける**のである。簡単に変えられるというほどでもないが、成し遂げることはできるのだ。しかもそれは、何歳になってからでも可能なのである。新しい人生、新しい愛、より良い日々を見つけるのに遅すぎることはないのだ。脳は毎日チャンスを与えてくれている。私たちは、その脳からの贈り物を紐解きさえすれば良いのである。

この30年の科学の進歩によって明らかにされてきたことは、これだけにとどまらない。ＡＤＨＤやＶＡＳＴの中核的特徴である、緊張と矛盾の仕組みについても解明が進んできている。いったいＡＤＨＤやＶＡＳＴの脳で何が起きて、創造性・起業家精神・活力が生まれると同時に、理不尽な憂《ゆう》うつ・心配・ぐるぐる思考・自滅的依存・衝動にも陥ることになるのか。これについて少なくとも部分的には説明がつくようになっているのだ。さあ、もしも、このすべてをあのハンクが理解できたとしたら、どうなるだろう。苦痛に満ちた思考を回避することができるようになるかもしれない。そして自分の才能を発揮できるようになる可能性だってある。共感力、EQ（心の知能指数）、創造性のような力を駆使できるようになったとしたら、自分の選んだ仕事で優秀な業績を上げられるかもしれないではないか。

脳の基本

ADHDとは矛盾に満ちた症候群である、ということを第1章でも強調したのを覚えているだろうか。それはつまり、ネガティブな側面のそれぞれに対してポジティブな側面が存在し、その逆もまた然り、ということである。たとえば、何かの物事に集中できているかと思えば、集中力に欠けてしまっていたり、したくもないのに過集中から抜け出せなくなったり、といった具合である。ADHDの脳内では、あたかも決闘の音楽が鳴り響いているかのように矛盾が生み出されている。ADHDとは、完全に良いとも、完全に悪いとも言えないものである。そのようなことに重点を置いて話をしていたわけだが、ではここからは、なぜそのようになるのか、仕組みを解説していくことにしよう。

上述した、創造力という恵みと、憂《ゆう》うつという呪《のろ》い。この2つの中核には2つのマインドセットがある。天使のマインドセットと悪魔のマインドセット、とでも呼び分けてみたらよいだろうか。ただ、言っておくが、ここには宗教的な背景は一切ない。一方の肩ごしから励ましてくれるような親切な精神、そして、もう一方の肩ごしにひどいアドバイスをしてくるようなイタズラ小僧、という感じで捉えてくれるとよい。天使が恵みを授け、悪魔が呪いをかけてくるわけだ。しかし、さまざまな実践的な手法を駆使することで、この天使の方を活性化し、悪魔の方を遮断する方法を習得できるようになる。しかも多くの場合、それは薬物療法に頼らずとも実現可能なのである。

さぁ、ここからはすべてを明らかにしていこう。まずは基盤となる仕組みから説明していく。なお、これはVASTやADHDの人々だけではなく、精神医学上で「定型発達」と言われている人々も含む、すべての人々に当てはまる仕組みである。

あなたが今、何かのタスクに取り組んでいるとしよう。そのとき、脳内ではさまざまな神経のかたまりが「ライトアップ」されているのである。この神経のかたまりは**コネクトーム**と呼ばれている。それが、目玉焼きを焼いているときにも、メールを書いているときにも、穴を掘っているときにも、ライトアップされているわけだ。その様子は、磁気共鳴機能画像法（functional magnetic resonance imaging, fMRI）という最新の科学技術を使うことで観察できる。これはX線動画のライブ映像とでもいえるような素晴らしい技術であり、これを駆使すれば、今や私たちは思考の動きを把握できそうなほどの段階にまで来ている。

さて、このようにタスクに取り組んでいる際にライトアップされるコネクトームのことを、**タスク・ポジティブ・ネットワーク（task positive network, TPN）**という。名称からもわかるように、このTPNが活性化されているときには、タスクを順調に遂行《すいこう》できる。その状態で何かに意欲的に没頭しているとき、関心ある分野以外には意識が向かなくなるのである。自分が「幸せ」なのかどうかすら、このときには意識されなくなっている。とはいっても、これは「幸せ」以上、とまでは言わないが、「幸せ」と同じくらいに良い状態なのである。なぜなら、こういうときには無駄に自己評価のためにエネルギーを使わなくてもすんでいるからである。作業対象にイライラして怒ったり、落胆したりする瞬間はあり得るが、そのどれもが、ＴＰＮの中でタスクを進めていれば、すぐに過去のことになっていく。ＴＰＮという快活なコネクトームが導いてくれているためだ。ＴＰＮの下で考えているときには、天使のマインドセットでいられるのである。

だが、このＴＰＮというのは、ともすれば、そこから抜け出せなくなることのある代物でもある。抜け出せなくなると、どうなるか。タスクへの取り組みを止められなくなってしまうのだ。おわかりだろうか、これこそがＡＤＨＤの陥りがちな「過集中」の状態なのである。こうなると、ＴＰＮのおかげで助かるどころか、ＴＰＮのせいでひとつのタスクから離れられなくなってしまう。つまり、テレビやスマホの電源を切ることができなくなったり、文章のひとつの段落から次の段落に読み進められなくなったりするわけだ。これについては認識されていない場合も多いのだが、何かをストップすることができなくなっているとき、そこには集中力のもたらす悪影響が及んでいるのである。

ちなみに昨今、たいへん多くの人々が、まるでADHDやVASTであるかのような注意散漫な行動をし始めているのだが、それは、このTPN、タスク・ポジティブ・ネットワークの下で過ごす人が減ってきているためである。ひとつのタスクに集中することに対して十分な時間をとっていない人が多いのだ。つまり、しっかりと深さのある穴を掘ったり、1～2行以上のメールを書いたりといったことに十分な時間を割かず、目玉焼きを焼きながら別の作業もしていて、卵が放ったらかしになっているというわけだ。残念ながら、TPNというのは筋肉に似ていて、使わないでいると萎縮してしまう。だから、せわしない考え方でいると、TPNが弱体化してしまい、注意力を維持できる時間が短くなっていくのである。

では、私たちがタスクから注意を逸らせてしまったときや、タスクを無事に終えたとき、あるいは途中で怒ったり落胆したりして長いことタスクを中断してしまったときには、どのような変化が起こっているのだろう。そのようなときには、ライトアップされている箇所がTPNではなくなり、別のコネクトームへと戻っていくのである。

これは別に驚くようなことでもなく、戻った先が元来（デフォルト）の領域であるからだ。そのため、この戻り先のコネクトームは**デフォルト・モード・ネットワーク（default mode network, DMN）**と呼ばれている。では、このＤＭＮの方に切り替えられた後には、どうなっていくのだろうか。ＤＭＮの支配下にあると、発展的で想像力に富んだ、創造性にあふれる思考ができるようになるのである。なお、ＤＭＮの中でも、後ろ側の部分は**後帯《こうたい》状皮質**と呼ばれており、この部分は自伝的記憶、すなわち、自分の個人的な歴史に関する記憶の働きを促進する。だから、後帯状皮質が活性化しているときには、過去を振り返ったり、その記憶を利用したりすることができる。もっといえば、その記憶をこき下ろすようなことまで、可能になってしまうのである。なお一方で、ＤＭＮの前側の部分は**前頭《ぜんとう》前皮質**と呼ばれ、この領域はというと後帯状皮質とは逆方向の働きをする。すなわち、前頭前皮質が活性化されているときには、未来について期待したり、考えたり、想像したり、計画を立てたりできるようになるのだ。

それはともかく、このＤＭＮモードというものが例の、起きているのに夢の中にいるような状態を引き起こすモードなのである。高速の出口を見落とすようなことが起きる原因は、ＤＭＮモードにあるのだ。だが、このＤＭＮモードは、複数の概念の間に面白いつながりを生み出す際に役立つものでもある。すなわち、なぞなぞやジョークを楽しんだり、クロスワードパズルを解いたり、次の目玉事業を考案したりするときに役立つモードでもあるのだ。たとえば、この世に車輪というものが発明されたときのことを考えてみよう。そのとき人はＤＭＮモードで考えていたに違いないのである。

さて、このＤＭＮも、前述したＴＰＮも、脳内においては「陰」の働きをすることもあれば「陽」の働きをすることもある。どちらも、あるときには役に立つが、別のときには邪魔な存在になることもあるのだ。ＤＭＮとＴＰＮ、どちらが善というものでもないのである。ＤＭＮの方が非常に役に立つ場面もあるので、そう考えるとＤＭＮ自体には天使の性質もある、とも言える。ただし、ＡＤＨＤやＶＡＳＴの人々の脳内においては、このＤＭＮが悪魔、デーモンと化してしまう場合もあるのだ。こんなことを言うと、ＤＭＮの字面からもデーモン（DEMON）の姿が浮かび上がってきそうになるが、これはどういうことなのか。実は、ＡＤＨＤやＶＡＳＴの人々の中では、ＤＭＮに囚《とら》われたときに「ぐるぐる思考」というものが生み出されてしまう。この厄介な思考への対応力が、課題となってくるのである。

誤作動するスイッチ

ここでまず、定型発達の人の場合であれば何が起こっているのか、その仕組みから説明しよう。定型発達の脳の中では定期的に、DMNへの切り替えという現象が生じている。そうしてDMNへ切り替えることで、頭をいくらか休ませ、リラックスさせているのである。たとえば、起きてはいても、ぼんやりしているような時間が、DMNモードに入っているときである。その状況自体は必ずしも悪いものではない。しかしながら、非常に想像力と創造力に富んでいるADHDやVASTの人の場合、このDMNモードに**はまり込んだままになってしまう**事態がたびたび生じるのである。すると、ひどくネガティブで憂《ゆう》うつな、自責の念にさいなまれるような思考に至ってしまうのだ。これが、前述のハンクの話で触れた思考状態とも重なるのが、おわかりだろうか。

DMNモードにはまり込んでしまうと、安心感や心地よさを感じるよりも遥かに強烈に、恐怖に怯える、最悪の事態を考えるといったことに囚《とら》われるようになる（ヒトが進化の過程で得た危機感知能力は五感だけではなく、想像力もまた然りである）。加えて、ADHDやVASTの人の脳内には、それまでの人生において失敗したり、落胆したり、恥をかいたり、イライラしたり、負けたり、困惑したりしたときの記憶も溜め込まれている。だから、憂《ゆう》うつで破滅的な気分に特に陥りやすくなってしまう。そうした人生経験から、今後の展開として何が起こりやすいかを考える時間が少しでもあれば、ADHDの人は最悪の事態を想定してしまう。まったく、これだけの悪条件がこうも簡単にそろうのでは、人生がつまらなく見えてきても仕方ないではないか、と思うくらいである。

さてそして、それだけではないのである。ADHDやVASTをもつ人々がネガティブ思考に陥りやすい理由というのが、もうひとつあるのだ。それは、マサチューセッツ工科大学の神経科学者、ジョン・ガブリエリ教授が最新の研究で明らかにした、次のような理由である。

ガブリエリ教授の話によれば「私たちの内的な自己システムであるDMNは、いささかおしゃべり」なのだという。一口におしゃべりといっても、良いおしゃべりもあるが、混乱をもたらしてしまうようなおしゃべりもある。

同教授の見解の概要を紹介しよう。すなわち、ADHDの人は、2つの問題に悩まされているのだという。そのひとつ目は、TPNとDMN、この2つのネットワークの**相関関係が上手くいっていない**ことによる問題である。これに関しては、シーソーを思い浮かべると状況がわかりやすくなる。定型発達の脳内では、TPNがオンになっていてタスクに集中している際、DMNの方はというと、オフになっている。だが、ADHDの脳では、TPNがオンになっているとき、**DMNの方もオン**になっており、その支配下に力ずくで引きずり込もうとしている、という現象がfMRIで確認されたのである。そのために、注意力が散漫になるような事態が起きてしまっていたのだ。**つまり、ADHDの人の中では、DMNとTPNとが張り合っている。これは、ほかの大勢の人の中では起きていないことなのである。**

続いて、ガブリエリ教授がふたつ目として指摘した、大きな問題とは何だろう。教授曰く、DMNの中でも前部と後部では逆の現象が起きるわけだが「通常、人のDMN内には同期用の機能があり、同時に活性化したり沈静化したりしている。ところがADHDの場合にはそうなってはいない。この機能が上手く働かずに同期できていない」というのである。これもまた、相関関係が上手くいかない問題ということもできるのだが、同調する動きでなく、拮抗する動きが起きているのである。

いささか、複雑な話になってきてしまっているが、大丈夫だろうか。もう少し話を先に進めていってもよければ、ガブリエリ教授の指摘している問題がもうひとつあるので、それも紹介しておこう。それは、ADHDの脳を弱体化させてしまう、またひときわ重大な問題といえる。すなわち、このTPN、DMN、2つのネットワーク内部と、ネットワーク同士のやり取りに関する問題である。

さあ、このもっとも重要なポイントについて、教授は眼鏡を押し上げながら、こう説明する。

「このようにDMNとTPNの間には複雑な関係が存在しているわけですが、ここでひとつ重大なポイントをピックアップするなら、それはADHDの人の場合、DMNとTPNの切り替えを行うスイッチ自体の電源までオフになってしまう、ということです」

これはいったいどういうことなのか。つまり、たいていの人の場合には、DMNからTPNに誤って簡単に切り替わりが起きるようなことがないのである。切り替えのための歯車がしっかりと噛み合っていて、誤作動するようなことはない。しかし、ADHDの人の場合には、その歯車の歯がいわば、潰れた状態になっている。だから、DMNとTPN、それぞれのネットワークによってもたらされる危機的な苦痛の中に取り残されてしまったり、逆に、各ネットワークによってもたらされるギフトの素晴らしさを享受できる状態が維持されたりするのである。これはまさに想像力の分野における機能不全であるといえよう。同じひとりの人の中で創造力あふれる側面と抑うつ的な側面が重複し、同時期に両方現れることまでよくあるのも、要はこの切り替え用の歯車が、潰れているからなのである。

創造力あふれる面が表に出ているときには、表現活動をしたり、美しいものを形にしたりできる。しかし、後になると、抑うつ的な性質の方が頭をもたげてきて「ひどいものだ、また失敗するぞ」とあら探しするようになるのだ。そうした指摘の重みに耐えきれなくなった創造力はというと、下へと沈み込んでしまう。そして、自然に浮力を取り戻すか、あるいは、誤作動しがちなスイッチで切り替わりが発生したときに、爆発的な形で戻ってくるのである。

言うなれば、恵みの影響と呪《のろ》いの影響が、それぞれに主役の座を狙って自分の方へ意識を引きつけようと、張り合っている。DMNの支配下にいて素敵な想像が生じている状態のとき、DMNというのは私たちにとって素晴らしいツールである。しかし、そのDMNがTPN支配下にまで入り込んで意識を乗っ取ってしまったとき、DMNは悪魔のような何かに変身してしまうのである。そうなると、DMNは苦痛の生み出される場所となり「想像力を地に落とす病」として機能し始める。DMN支配下で考えているときには、過去の事実に囚《とら》われたり、未来の想像にはまり込んだりするので、熱意の下に始めたプロジェクトをやめてしまったり、不注意なミスをしてしまったりしがちになる。もっとひどい場合には何ひとつ理由もないのに、絶望的で悲惨な気分にまで落ち込みそうにもなる。

これは創造性にあふれる人ならば誰にでも起こり得ることなのだが、物事が順調にいっている（創造的になっている）ことがあまりにもはっきりと認識されると、結果として、進捗を邪魔しようとするネガティブな声が聞こえてくるようになるのだ。これこそが「切り替えスイッチ」の不具合によって、TPN支配下にまでDMNが侵入できるようになると起きてしまうことなのである。こうした状態に囚われてしまうことは苦しく、この状況を示すには「悩める芸術家」という表現がぴったりくる。実際にも、多くの偉大な科学者、発明家、表現者、作家などが、この誤作動するスイッチに悩まされている。それはそれは見事な仕事ぶりを示す一方で、長きにわたって絶望も感じ続け、その2つの間で揺れ動いていくことになるのである。そのほかにも、ドラッグ、アルコール、あるいは衝動的で自己破壊的な行為の中に安らぎを見出そうとするパターンも、よく見られる。

ADHDと依存

DMNの下で考えているときは、**もっともっと**と欲求が膨らんでいく。この欲求は、芸術的な何かを達成したり、起業家がするような駆け引きに興じたりしていると、満たされていく。これをもっとも満足させられるのは、おそらくは愛情であろう。しかし、そうしたもので満たそうと努めても、叶わなかった場合……たとえば、自分の小説が評価されないとか、取り引きが頓挫《とんざ》するとか、誰かと別れるとかいった状況になってしまった場合には、日々の生活にどのようにして十分に活力を吹き込み、どのようにして想像力の渇きを満たせばよいかと、模索し始めなくてはならなくなる。

さまざまな素晴らしい達成につながる欲求であっても、度がすぎてしまえば**依存の引き金になってしまう**。だから、ADHDの人では一般の人に比べて、何かの依存に至る可能性が5〜10倍に及んでいる。ADHDを抱える私たちの芯の部分には、どうにもむず痒《がゆ》くなる場所があって、その痒みになんとか対処するためには、特定の手法で掻《か》いてやるしかないのである。おそらくは、創造的な何かの物事を成し遂げるというのが、もっとも適応的、持続的で有意義な手法である。一方で、何かの依存に陥ってしまうというのが、もっとも適応的でなく、破壊的な手法なのである。

こうしたことが大きく影響した結果として、創造力にあふれた才能と、精神面の乱れ（依存、うつ、双極性障害、ＡＤＨＤなど）とが結びつく例が、こうも多く見られているわけだ。天使と悪魔の重なり合ってしまう仕組みが存在し、創造力豊かな人の内部において脳領域のつながりに誤作動が生じていることが、大きな要因となっている。このことは、以前から研究の対象とされてきたＡＤＨＤを抱えている人の場合には、確実に当てはまる。公式な研究結果こそ出ていないものの、臨床現場ではＶＡＳＴの人々が徐々に依存に悩むようになる姿も見られている。

誤作動するスイッチの仕組み

さあ、ここまでの説明で、ＡＤＨＤの人の脳内では「つながりの誤作動」が生じており、切り替えスイッチに不備があるということが、少なからずわかってきただろうか。ではここで、あなたやあなたの大事な人々が困難な状況に陥るのはいったいどのようなときなのか、そして、それを統制しているのはいったい脳のどのような部分なのか考えていこう。このことは、学術的な面からの興味を満たすだけではなく、**実際的な面で役立つかという点**から、とてつもなく大きな価値のあることである。なお、学術的な面については、後ほどまた説明を加えていこう。

ともかく、まずは実例から紹介していくことにする。著者のひとりであるジョン・レイティのおじ、ロンの話をしてみよう。悲しいことに彼はすでに亡くなっているのだが、彼のＡＤＨＤにまつわる逸話の数々は、家族の間では伝説と化している。休暇で皆が集まるときにはいつも、懐かしく思い出されては繰り返し話題に上る。皆に好かれていたロンおじさんは、小学校の教師を務め、愛する妻グレッチェンとともに4人の子どもを育て上げた人物である。

ある年、ロンとグレッチェンは、寒い冬が終わって春が来たことを満喫しようと、家の前庭用の花や植物、それと家に必要なものを買うためにホームセンターへ出かけた。駐車場に車を停め、2人は手分けをして買い物をすませることにした。ロンが園芸売り場、グレッチェンが配管用品売り場へと向かう。そしてロンはというと熱意に満ちあふれており、一直線にガーデニング用品の置かれた場所まで歩いていったのだった。彼の脳内はDMN下に飛び込んでいた。DMN下で、さまざまな花や植物を眺め、これをあの前庭に植えたらどう映えるだろうと考えを巡らせていたのだ。シャベルなどの園芸用具が自宅のガレージのどこに置いてあっただろうかと記憶をたどり、植え付けを終えたらウチの庭はどれほど美しくなるかと夢見ていたのだった。

ロンは家に帰ると、土を掘り返して、度がすぎるほど真面目な作業モードへと突入した。苗同士を完璧な間隔で植え付けるため、入念な計画を立てる。正確を期して、均一なサイズの穴をいくつもいくつも掘る。ビニールポットから苗を抜き取るときには、根っこの部分を凝視しながら細心の注意を払って行う。

このようにして無我夢中に取り組んでいる状態がしばらく続いた後、家の玄関からロンの十代の娘であるレニーが顔を出して尋ねた。

「パパ。ママはどこにいるの？」

……何のことだったか。腑に落ちるまでに、若干、時間がかかる。そしてロンは突如、思い出したのだった。グレッチェンを店に置き去りにしてきてしまったことを。駐車場を出るとき、ロンは庭のことに思いを巡らせていた。その意識はＤＭＮの前部、つまり未来を計画する領域にあまりにも集中していた。だから、そのときにはＤＭＮの後部が司る歴史的事実――すなわち自分には愛する妻がいるということ、そして記憶――すなわちその妻と車で店まで来ていたことと、意識がつながっていなかったのである。

さてそうなって、ロンはどうしただろう。彼の愛する妻がひとり取り残されて困っていることに気づいてパニックに陥り、ひたすらに謝っただろうか。いやいや、それがそうはならなかったのだ。ロンおじさんは、今やＴＰＮの方にあまりにも深く入

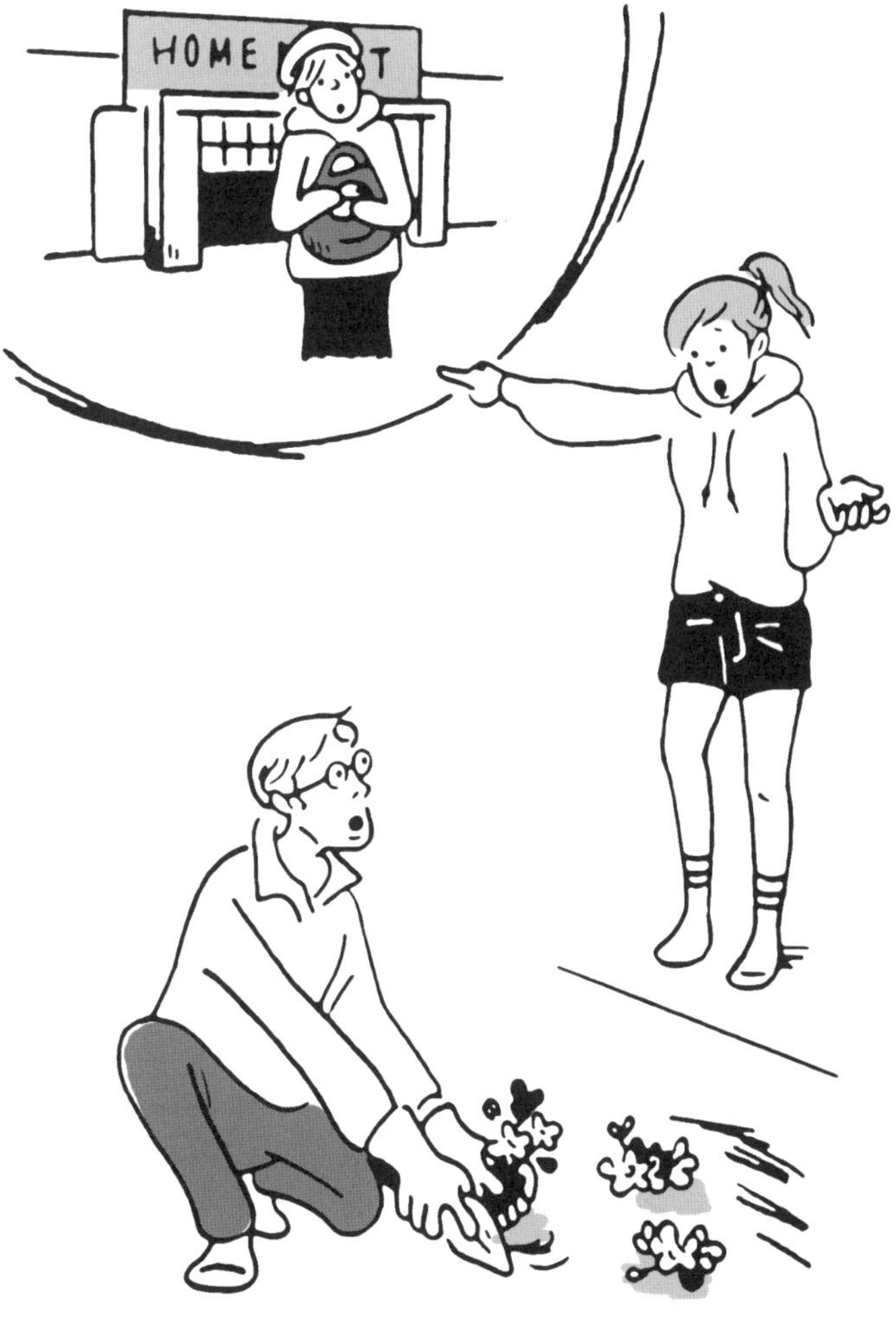
HOME

り込んでしまっていたのだ。すなわち、最後まで植え付けを完了するという、ただひとつのタスクのみに集中していたのである。だから、彼は片方の手で苗の周りの土を丁寧にならし続けながら、もう片方の手で車のキーをレニーに放り投げると、彼女に母親を車で迎えに行くようにと言い渡した。

「でも、パパ。私、仮免許でしょ。ひとりで乗っちゃダメじゃない」

……ロンおじさんは、本当に子煩悩で、レニーが側道や駐車場で運転を練習しているときも頻繁に付き添ってあげていた。まさにこの事件が起きてしまった頃にも、レニーが翌週、運転免許試験を受けられるよう手配してあげていたところなのだ。だから、レニーがまだ仮免許しかもっていないというのは、ロンにもわかりきったことのはずだった。なのに、彼の脳は花の植え付け作業に集中しすぎていたあまり、ＤＭＮ下にある歴史的な事実とつながるのが難しくなってしまっていたのである。

そして、このようにしてグレッチェンが置き去りにされたのは、このときだけではなかった。

グレッチェンは当時、臨時教師として働いていたのだが、近くの学校で授業がある日には、ロンが出勤のついでに車で送って行くこともよくあった。そんな一日の終わりに何が起きるか。ロンは帰宅して玄関まで入った後で、不気味な静寂に気づくのだ。そして朝送り届けた場所まで妻を迎えに行くのを忘れた、と思い至るのである。そのようなことが、一度ならずあったのであった。

こうした逸話をもつロンがＡＤＨＤ当事者であるとわかったのは、それから何年も経たない頃である。ロンの息子がＡＤＨＤの検査を受けることになり、ＡＤＨＤには家族間で受け継がれる傾向があると説明した精神科医が、ロンにも検査をするかと尋ねたのだ。そしてもちろん読者の皆さんのご想像にたがわず……そのときの検査でロンが示したＡＤＨＤ傾向はというと、飛び抜けたレベルだったのである。

さあ、ここまでのロンおじさんの話、いかがだっただろうか。この程度なら笑って聞ける範囲内であっただろうか。しかし、脳内のつながりが不完全になっていて誤作動を起こしている場合、妻や夫が不便に感じるような程度を遥かに超えた、壊滅的で疲労困憊《こんぱい》というような状態にまで至ってしまうこともある。そうなると、学校や職場での状況や人間関係だけではなく、その人の全体的な幸福感にまで、深刻な影響が及びかねない。ADHDやVASTを抱えて生きる人は、脳内の2つの領域のどちらかに囚《とら》われてしまうため、周囲の人々から2歩遅れざるを得ない（さらには言うまでもなく周囲の人々には激怒される）というストレスと、常に戦っているのである。

そして、DMNに囚われてしまったときにはもうひとつ、「ピルエット症候群（pirouette syndrome）」と呼ばれる現象もたいへんよく起こる。これは、すでに完了したことについて本当に完了しているかどうか、何度も**確認**しようとする症候群のことである。つまり、玄関の鍵をちゃんと閉めたか、コンロで卵が茹《ゆ》でっぱなしになっていないか、財布やサングラスを置き忘れていないかなどを繰り返し確認することになる。TPN下に入っていて周囲に注意を払えていないと、その結果、大失敗を犯してはいないかと、たいへんなエネルギーを使って何度も見直すことが必要になるのだ。鍵を閉め忘れたり、卵を茹でっぱなしにしたり、サングラスを頭に乗せたままにしたりしているのに、そこに注意が及んでいなかったおそれがある。だから、常に小さな疑念を抱えて、振り返って確認できるまでパニックになってしまうのである。

まったくもって悪魔のような影響ではないか。そして、悪魔的作用といえば、とてつもないほどの心配思考というのも生じてしまう。これは、チキン・リトル症候群と呼ばれる、いわば、空が落ちることを簡単に信じてしまうような症候群である。とある若い弁護士がいたのだが、彼女は、新しい訴訟事件に着手する際が大変だと打ち明けてくれた。DMNの前部の方に即、意識が飛び込んで、そのままそこにとどまってしまうので、訴訟について延々と想像を巡らし、あれこれと悩み続けてしまうというのだ。すなわち、自分の弁論に何か問題があるのではないかと考え、自分のクライアントが不適切な行動を取るかもしれないと5,000通りも想像し、さらにそのそれぞれの場合において自分が上手く陪審員の理解を得て形勢を逆転するにはどうするべきかについても、1万通りは考える、といった具合である。もちろん、これは知識に満ちあふれているから可能なことだし、悪い流れになるおそれに備えて選択肢を用意しておくのが良くないわけはない。だが、あまりにも長いこと想像にふけっていれば手元のタスクに集中することが難しくなるし、効率的な立ち回りでミスを回避することもできなくなる。

言うまでもないかもしれないが、このとてつもない心配思考もまた、ぐるぐる思考のひとつの形態なのである。たとえば、上司から何か言葉をかけられ、そこに自分を軽蔑《けいべつ》する響きを感じ取ったとする。すると、DMNの後部の方が過活動になって、過去の上司の発言が脳内によみがえってくる。そして、自分に何か落ち度はなかったかと詳細な分析を始めてしまうのである。あの言葉は本当に自分に向けられた皮肉だったのか、そんな問いで自分のことを責め立てる。事態を思い返し、原因になりそうな自分の行動や発言を繰り返し想起する。職場で完璧にできなかった言動をひとつひとつ徹底的に洗い出して恥ずかしい思いを再現してしまうのである。心の中に、抱えきれないほどの不安があふれてくる。

そうこうしているうちに、今度はDMNの前部の方、すなわち、計画してリストを作成する領域が活動し始める。いったい上司にどのように言えば、誤解を解くことができるのか、あるいは、上司をどのように非難して、会社を辞めてやろうか。そのようなことを上司からの反応や、自分の気弱さの程度、それから間接的に及ぶであろう影響までも深く考慮しつつ、何度も何度も考えるのだ。そうして、きっと上手くいかないだろう、と考えるに至ってしまう。脳のこの部位が、また屈辱的なことが起きる、と予期してしまうからである。

悪魔を出し抜く賢いワザ

神経科学者の間でよく知られている表現のひとつに「同時発火*するニューロン間にはつながりが生まれる」というものがある。ということは、ぐるぐる思考をしていると、長期的に見て確実に**ネガティブ**なつながりを育てる作業を繰り返すことになってしまう。しかしその解決策もまた、この神経科学的見解から浮かび上がってくるのである。それは、同時発火したニューロン同士がつながる（徐々に永続的なつながりをもつようになる）というなら、求められている解決策は、それを別方向に発火させることだ、ということである。ＤＭＮの支配下にいるときには思考の回路が飛び移る。それを利用するのがコツなのだ。暗い考えに飛び込めるなら、明るい考えにだって飛び移って入り込めるはず。それをゲームのごとく、楽しみながらやればよいのである。

これはすなわち、**ＴＰＮ下に入ってひとつのタスクに集中する**時間を増やすという方針にほかならない。とはいえ、その**ひとつのタスクに集中できないのが重大なポイント**なのだ、という声も聞こえてきそうである。しかし、ＡＤＨＤの人ならば、できるはずなのだ。ＡＤＨＤは元来、気が散ることのプロフェッショナルなのだから。これからは、**自分で**自分の気を散らすようにすればよいのだ。このとき重要なのは、生産性うんぬんではない。切り替えスイッチを動かす、ということである。

では、実際のところ、どうすればよいのか。ぐるぐる思考が始まって、くよくよとネガティブに考えるようになったら、その瞬間にどこか別の方向へと目を向けるのだ。何かほかのことをやる。歩き回ってもよいし、大声を上げてもよい。フォークダンスをしたり、セロリを角切りにしたり、ピアノを弾いたり、犬にエサをやったりしてもよい。はたまた片足立ちをして「ロー、ロー、ロー、ユア、ボート」と歌ってみてもよい。靴ひもを結んでも、古い歌謡曲を口笛で吹いても、鼻をかんでも、縄跳びをしてもかまわない。犬のように吠えたり、狼のように遠吠えをしたり、ラジオ番組に電話して熱く意見を述べて発散してみてもよいだろう。あるいは、クロスワードパズルに取り組んでも。とにかく、脳を動かそう。本を読んでみよう。いや、ならいっそのこと、本を**書いてしまう**という手もある。言うまでもなく、穴を掘ってみても、卵を焼いてみてもよい。呼吸に集中するエクササイズを試してみるのもよいだろう。たとえば6拍―3拍―8拍―3拍のような、集中できそうな呼吸のパターンを選ぶ。6拍で息を吸ったら3拍止めて、8拍で息を吐いてから3拍止めるのを繰り返すのだ。これを数サイクル行ううちに、DMNの支配下から抜け出していくのである。

重要なのは、**自分の外側にある何かに集中すること。TPNを活性化し、DMNを黙らせることである**。とはいえ、DMNというのは魅惑的な存在であり、そのネガティブ・メッセージには圧倒させられるほどの魅力がある。しかも、その根っこのところに横たわっているのは自分自身の過去の経験なのである。だから、DMNを黙らせるというのは難しい作業だ。しかし、DMNの支配下に引きずり込まれていく自分のことを許してはならない。すぐに何か、別の活動に取り掛かって、TPNの支配下にもぐり込んでいくことである。

いったんTPNの支配下に入り込むことができたなら、通常であれば、悪魔と化していたものを元来の天使の姿に戻すことができる。すなわち、TPNにポジティブ、かつ、建設的な思考の材料を投げ込むようにすることで、DMNの方を天使のようなあるべき姿、つまり前向きな想像力を生み出す場に戻すことができるのである。DMNが毒をまき散らす悪魔のようになってしまうのは、あなたが休息していたり、落ち着いていたり、何ら創造していなかったりするときだけである。DMN自体が、自身をむしばむような状態になったとき、天使的な想像の力が悪魔と化してしまうのである。暇を持て余すとロクなことがない、とはよく言ったものである。

だがしかし、ここで注意しておきたいことがある。それはTPNのことである。TPNについてはこれまで、私たちの味方であるように話してきた。だが、実は、TPNが無害だというわけでもないのである。TPNも行きすぎると、困ったことになる。そこに気をつけておくのが肝心なのである。この話題の際には、ADHDとは逆方向にある「注意過剰《かじょう》障害」のことがよく引き合いに出される。この障害をもつ人々というのは、官僚的であり、機械的に行動する。感情が欠落していて、几帳面であり、正確を期すタイプなのだ。時間には決して遅れることがなく、いつでも規則に従っている。しかしその一方で、このような人は新しいアイデアを出したり、笑ったりすることが決してない。それは、彼らが習慣的にＴＰＮにはまり込んでいるからなのだ。ここであのロンおじさんが、植物に対して分析力を発揮しつつ、集中していたときのことを思い出してみてほしい。あのとき彼は愛する妻のことを店に置き去りにしたまで、それを思いやる視点すら見失っていたではないか。このように、ＴＰＮに入り込んでいるときには、人のことを関係性の面から考えられず、機械的に捉えてしまいやすくなる。「ワン・トラック・マインド（ひとつのことしか考えられない気性）」という表現もあるわけだが、この言い方を思いついた人は、図らずもＴＰＮのことを説明していたのである。

また、管理職のことを調査した研究によると、管理職の中でもタスクに対する集中度合いが特に高いリーダーの場合、そうでないリーダーと比べると、チームメンバーに対するサポート力や育成力が低くなっているという。このようなタイプの人は、柔軟性に欠けていたり、心が狭くなっていたり、他人の意見を受け入れていなかったりすることがあるのだ。だが、これをすばやく解決する策として研究で提案されているものもある。それはオキシトシンだ。オキシトシンとはラブ・ドラッグ、あるいは抱擁ホルモンという呼称でも知られる物質で、温かな社会的結びつきを経験したり、ハグしたりすると放出される。ハグまでいくと、職場では適切ではないかもしれない。だが、愛する人との間で試してみることはできるだろう。ペットを飼っているなら、オキシトシン放出のきっかけはすでに家にある。これからは職場にも、もっとペットが導入されるべきかもしれない。

＊訳注：ここでいう発火とは、ニューロンに刺激が与えられたときに短期的にスパイクが発生すること。

ハンクにできること

自分をこんなにも苦しめる「ぐるぐる思考」や感情が、暗然たる真実ではなく、実は豊富な想像力の賜物であった、と、あのハンクが知ったらどうなるだろうか。彼は気後れする原因にもなっていた悩ましい恐怖、そして悲劇的な想像の高まりに対して、気をそらして切り替える対策を取れるようになるかもしれない。

薬物療法も必要になる可能性はあり得るが、ハンクの苦悩に寄り添ってくれる人がいて、その人の方に用意があるなら、DMNをシャットダウンして悪魔を肥大化《ひだい》させない方法をハンクに教えてあげることができる。彼の想像力を建設的なタスクに振り向けるための道を探していく中で、役に立つタスクにつなげてTPNを活性化し、DMNを天使状態に変えることができるだろう。あるいは、瞑想したり、運動したり、人とのつながりを築いたりすることで、誤作動するスイッチの影響を緩和していくこともまた可能になる。

つまり、ここまで話してきた情報は、多くのADHDの人々にとって途方もなく役に立つことが明らかなのである。いずれも最近の科学文献による斬新《ざんしん》な情報ばかりであるが、DMNのもたらす激しい苦痛を緩和するため、その情報を活用することがすでに可能なのである。

DMNのことについては、解剖学的、生理学的、生化学的な面から見たり、シナプスの流れを考えたりすると難解なものに思えてくるわけだが、シンプルな言葉を用いて捉えるようにしてみれば、一般の人々でも、たやすく理解できるようになるだろう。だからこの章でも、シンプルな言葉を使ってＤＭＮへの対処をまとめておく。
ここにその対処法を示し、この章の総括ということにしよう。

悪魔を肥大《ひだい》化させてはならない。
気をそらせることで悪魔の息の根を止めよう。
何か別のことに取り組もう。
行動し続けよう。

第 3 章

小脳のつながり

今、私たちが生きているのは、人の脳を深く理解できる時代である。前章のTPNとDMNの話を考えてみてもそれは明らかだろう。人の脳というのは、最高に魅力的で、複雑で、呆れるほどパワフルな存在であり、神秘的で変幻自在で、何より、あらゆるものを凌駕する生産的創造性を備えている。それほどのものを私たちひとりひとりが、自分だけのためにひとつ、もっているのである。

そのような私たちの脳に関して、ここでいくつか確認をしておこう。脳は物質として見ると、とても注視に耐えられるような美しい姿だとは言えず、重さは1.3kgほどである（これはマッコウクジラの脳の約3分の1だが、金魚の脳の約1万5,000倍である）。成人の脳なら、約1兆個の細胞がある（興味深いことだが、私たちの銀河系、天の川銀河にある星の数も約1兆個である）。そして、それぞれのニューロンが、別の100〜1,000のニューロンと結びついている。その接点が**シナプス**と呼ばれ、150兆個という圧倒的な数のシナプスたちが私たちの脳を活性化しているのである。

ここからは、本書のテーマにも関連の深い話になる。脳分野の研究についてもうひとつ、ADHDやVAST症候群の人にとって非常に役立つと思われる重要な進歩が見られているのだ。それは、**小脳**と呼ばれる脳の部位に関する知見である。

小脳は脳の後ろの方の下部にあり、２つのキンカンの実のような形の突起からなっている。脳の容積の10パーセントしか占めていない小さな部位なのだが、とてもパワフルだ。脳のニューロンのうち、実に75パーセントが、小脳に集まっているのである。

小脳が存在することは、何世紀も前から知られていて、イタリア・ルネサンス期の巨匠レオナルド・ダ・ヴィンチも小脳の名を書き残している。小脳は、内耳の前庭《ぜんてい》系と連携をとって、小さなジャイロスコープのように働き、身体運動やバランスを調整する部位だということもわかっている。この前庭系との連携システムは、一般に**前庭小脳系**（vestibulocerebellar system）と呼ばれている。簡単に呼ぶためにＶＣＳという短縮名も使われている。そしてこのＶＣＳが、各種の身体能力の調整や強化にも関与していると考えられているのである。

体内における働き（ＶＣＳの基本）

魚が自動的かつ無意識に水の中で体勢を保ったり、変えたりできるのは、ＶＣＳを備えているおかげなのである。ＶＣＳが常にせっせとバランスの維持に努めており、垂直、水平、斜め方向に動いているかどうかを「感知」し続けているのだ。

魚の場合と同様に、人間でも方向関連のシステムは発達した（何百万年という歴史の中では魚の方が人より先輩だ）。しかし、魚のものよりも人のシステムの方が遥かに洗練されている。実際、人のＶＣＳはあまりに洗練されているので、きちんと成熟するのに誕生後、数年もかかるほどなのだ。

人の人生の早期段階において、小脳はどれほど未熟で未発達なのだろう。それは赤ちゃんが歩き方を覚えるときを見ていれば、すぐにわかる。初めは、もちろん可愛らしい様子ではあるが、酔っ払いのする千鳥足のような歩き方をしている。しかし、その後の幼児の姿を見ているとわかるとおり、成長に伴って非常にエネルギッシュに

VCSが働く。そのおかげで、私たちは新たな身体能力を身につけられるのである。

あるいは、自転車の乗り方を習得するときの様子も好例だろう。初めのうちは、ふらつきを制御して転倒しないようにするために、微妙な筋肉の動きがたくさん求められ、その動きのバランスを取ったり、調整したりするのに、多くの人が苦労する。しかし徐々に、わずかな修正を加えながらバランスを保つ方法を覚えていく。VCSが運動ニューロンとつながって、ああでもないこうでもないとやっているうちに、ほらできた！　となるわけだ。その段階にまでたどりつけば、すぐにでも練習を終えて、サイクリングに出発できるようになる（このような修正を前頭《ぜんとう》前皮質、すなわち脳の前部にある重要な思考を司る皮質の働きに頼って行おうとすれば、何度やっても失敗してしまうであろう。前頭前皮質の思考回路は、小脳の計算速度に比べると約100倍も時間がかかるためである）。

自転車の運転というのは、人によって習得する期間にばらつきはあっても、ある程度練習を積めば無意識にできるようになる。神経学的に必要なプロセスが深く体に染みつくからである。しばらくぶりに自転車に乗ろうとすると錆《さ》びついた感覚があるかもしれないが、VCSのおかげで安定して乗れる状態になる。ともあれ、小脳によって開かれた回路には、持続する傾向がある。だから、いったん自転車に乗れるようになれば、その後何十年と乗っていなくても、またがるだけでほとんどふらつかずに漕ぎ出すことができる。「自転車に乗るような（It's like riding a bike）」という表現が、一度習得すれば一生使えるスキルの説明に使われるのはこのためである。

コンサートで演奏するピアニスト、緊急着陸する航空パイロット、脳外科医など、即断即決が必要なことに深く関わる人は皆、前庭《ぜんてい》小脳システムに頼っている。しかしここでは、よりわかりやすくはっきりした例（少なくとも一視聴者にとっては）として、試合中のフットボール選手、中でもクォーターバック・ポジションのことを取り上げよう。クォーターバックを務める人は、低い姿勢でタックルを仕掛けてくる相手をかわしながら、フィールド全体も見ている必要がある。身体的バランスが重要なのは明らかである。体のバランスを保つのが第一の仕事となるが、それ以外にもやることは山ほどある。観察し、計算し、それを基に決断すべき事柄を**すべて**リストアップしたとしたなら、きっと何百項目にも上ることだろう。そして、そのために使える時間は、具体的にはどのくらいなのか。プロのクォーターバック選手にとってボールを扱うことが許される時間、つまりパス、ボールの受け渡し、ボールを抱えて走る動作に使える時間は、通常、センター・ポジションの選手からボールが来た時点より2・8秒以内である。これを超えると、タックルで動きを封じられたりボールを奪われたりといった、好ましくない事態が発生してしまう。

そこで座り込んで、分度器や電卓を駆使し、投げ方を考えている暇などないことは明らかだ。そのときと似た過去の状況を素早く意識的に探し出して決断するだけの時間すら与えられていない。クォーターバックの選手の行動決定は、実際の判断ではなく、究極の条件反射であるかのようだ。つまり、映像分析や反復練習、各種状況に対処するための予行練習や、基本演習に計り知れないほどの時間を割き、とにかく練習を重ねて、革新的な即断ができるようになることで、自動的としかいいようのないレベルに達しているのだ。この一連のプロセス、つまり脳内での分岐やシナプスの発火の流れを管轄している場所こそが、今、にわかに注目を集めている、偉大なる小脳なのである。

とはいえ、もちろん、小脳にも上手い具合に働けなくなる場合というのはある。

たとえば、人差し指を伸ばして鼻の先を触ってみてほしい。その同じ指で30㎝ほど先にある物（壁でも本でも家具でもかまわない）を触ってみよう。そしてその指でまた鼻を触ろうとしてみると、どうなるか。もしこの動作が簡単にできたのなら、自分の小脳に感謝することである。小脳が正常に機能し、触りたい物の場所までの距離や方向を見極められている。では、壁や鼻までの距離をつかみ損ねたり、鼻でない場所を触ってしまったりした場合には、何が起きているのだろう。その場合には、**測定障害（dysmetria）**の症状が現れている。これは、的に当てることができないという空間判断に関する機能障害で（英語名は直訳では「距離感の異常」という意味になり）、小脳に異常があることを示しているのだ。通常、これが起きる原因はケガ（外科手術、外傷、感染、発作、それ以外の脳の損傷）である。小脳の機能不全がもたらす身体的症状にはこのほかにも、バランスを失いやすい、ふらつく、歩行異常をきたすなどがある。

小脳機能の改善がADHD症状の改善に

このような小脳であるが、これについて理解を深められる、画期的な発見が1998年に報告されている。しかもこれは（予想外にも）、ADHDに大きく関係するものであった。ハーバードメディカルスクールで神経学を教え、マサチューセッツ総合病院の医師でもあるジェレミー・シュマーマン教授（現在では神経解剖学と小脳神経生物学を扱う同病院シュマーマン研究所の所長も兼務）が、とある論文を『Trends in Cognitive Sciences』誌に発表したのである。これは、小脳を損傷した人々を対象として検査、観察した調査に基づくもので、『Dysmetria of Thought（思考の測定障害）』に着目した論文と呼ばれている。この主題からも予想がつくのだが、この中で同教授は、小脳が機能不全に陥ってしまうことで、身体的なバランスのみならず、感情の均衡《きんこう》もまた失われる可能性がある、と示唆したのだ。長らく小脳は、歩行や動作のジャイロスコープあるいはバランサーのような役目をするものとして知られてきた。しかし、同教授によれば「小脳は、認知や感情のプロセスにおいても、スピード、能力、一貫性、妥当性を調整する」ものなのだという。

この発表があったことで、小脳が新しいスキルの習得力のほかに、感情の調整力や集中の維持力についても中心的で重大な役目を果たしていることが示されたのである。シュマーマン教授によって、従来の一般的通念を信じてきた世代の人々は既存概念を覆されることになった。簡単に言うと、小脳の働きについて長く知られてきた事実が基盤となり、そこから革新的な知見が導かれたのである。というのも、同教授の研究に基づいて考えを進めると、この脳後部の2つのキンカン型の領域は、想定を遥かに超えるレベルで崇高かつ中核的な役割を担っていると推定されるのである。

実際、神経学分野でよく知られている症候群として、**小脳性認知情動症候群（Cerebellar cognitive affective syndrome, CCAS）**というものもある。この症候群は同教授の名前をとって簡易的にシュマーマン症候群とも呼ばれているのだが、これは発作、外傷、腫瘍の切除手術、遺伝子異常などの損傷によって小脳がダメージを受けると発症する。そしてこのCCASの症状には、実行機能や言語処理に関する問題、空間認知の困難さ

（時計や立方体を描けるかどうかで評価する）、それから情動（感情）の調整の問題などがある。……この認知面の課題の数々、どこかで聞き馴染みがあるとは思えないだろうか。そう、これはまったくもって、ADHDの症状に似ているのである。

シュマーマン教授は、別の論文（2004年の『Journal of Neuropsychiatry and Clinical Neurosciences』で発表）で、**自在小脳変換（universal cerebellar transform, UCT）**という、思考や感情、行動を安定化させるための仕組みについても紹介している。同教授によればUCTはいわば「振動吸収器」であるといえ、思考や感情、行動に現れる不規則な変動が減少するよう働きかけるという。このUCTの機能を損傷した人の症例から考えてみるに、UCTの働きというのは、自動的にあらゆる分野のパフォーマンスをスムーズにする一方で、意識して行われる思考は妨げないという、自転車の運転技能とよく似た働きなのだという。UCTは、同教授が「恒常性ベースライン」と呼ぶものを保つための役に立ち、意識に上らないほど微細な信号を送って感情面と認知面の安定性を維持するのを助ける。これを踏まえて考えてみると、脳の思考に対して介入や補正があったり課題が生じたりした場合にも、混乱せずに対応していけることに、多少の説明がつく。また、愛を告白しようとして最高に気分が盛り上がっても猟奇《りょうき》的なレベルまでにはならず、怒り続けているときにも支離滅裂にまではならないことにも説明がつくだろう。同教授の診察した、機能不全や損傷のある人々では、このような能力の欠如が確認されたのだという。

前にも述べたとおり、ＡＤＨＤの人にとって重要な課題は何かといえば、そのフェラーリのような脳内に、より優れたブレーキ制御機能を備えることである。このフェラーリを使った例えで示されているのは、行動のスピードだけでなく、放出される感情の度合いまで含まれている。では、シュマーマン教授の研究により、小脳が損傷すると振動吸収器（つまりブレーキ）が制御不能になることがあるとわかったならば、これはどのように考えられるだろう。小脳を強化したり、万全の状態に戻したりすることで、才能や能力の方は犠牲にしないままでブレーキ力を高め、思考や感情の制御力を上げられると仮定しても、飛躍しすぎとまでは言えないのではないか。

同教授の研究やＭＲＩ関連の他研究の結果から、ＡＤＨＤの人では小脳の正中線に沿って伸びる**小脳虫部《ちゅうぶ》**（**vermis**）という部位が、ほかの人よりもわずかに小さいこともわかっている。[*] ここから考えても、バーベルを持ち上げて筋肉に刺激を与えたり負荷をかけたりするように、小脳やVCSに刺激と課題を与える手法が、ADHDのネガティブな症状を軽減するかもしれない、と考えるのは理にかなっているのではないだろうか。また、脳は生涯変わり続けることができる、という神経可塑性《かそせい》（2章で紹介した概念）の側面から考えてみても、これは非常に支持できる考えといえる。脳のあらゆる部位の中で、小脳はどこよりも可塑性に富んでいる。どこよりも変わりやすく、既存ニューロンの成長を促進できる部位であり、画像診断で見ても、つながり合った枝分かれが樹木のごとく生い茂っている場所である。簡単に言ってしまうと、このような存在である小脳をジムに連れて行って鍛えることができる、ということが示されたのである。

そして現在、すでに実施されている療法の中にも、まさにこの訓練を目標としているものが数多くあるのだ。

＊注：診断テストに寄与するほどの大きな差異ではないが、大規模集団のMRI集計で追加調査に値する意義深い差異が認められている。

バランスを鍛える新たな療法

ということで、小脳前庭部の健全性を高め、可能ならば小脳の強化につなげていくにあたってわかりやすい方法は、バランスを鍛えることなのである。実際、バランス運動によってＡＤＨＤ（と読み書き障害）を改善させようとするアイデアは、この数十年の間にも数々話題に上ってきている。１９６０年にはフランク・ベルガー*という男性が、ベルガー・バランス・ボードを発明した。彼の経験的観察によれば、バランスと学習には密接な関連があり（ヒューストンの特殊教育専門家だった彼自身もまた深刻な学習障害者だった）、彼は自分の生徒の療育のためにバランス・ボードを開発したのである。ベルガー氏がこの療育法を科学的に検証して商機に乗せようと対照試験を実施することはなかったのだが、彼の活動は数多くの熱心な支持者、信者を集めた。そしてベルガー・バランス・ボードはLearning Breakthroughという企業の後援を受け、現在も販売され続けている。

このベルガー氏の功績をもう1ステップ先へ進めたのが、熟練カイロプラクターであったロバート・メリロ氏である。彼は『Disconnected Kids: The Groundbreaking Brain Balance Program for Children with Autism, ADHD, Dyslexia, and Other Neurological Disorders』という書籍を執筆し、それを基にフランチャイズ企業を創立すると、米国中に100拠点を超えるブレイン・バランス・アチーブメント・センター（Brain Balance Achievement Center）を展開した。これらのセンターでバランス・エクササイズの手順が開発、提供される中で、同氏の脳半球間のつながりや断絶に関する思想が世の中に周知された。同氏の脳バランス・プログラムは、一般レベルのＡＤＨＤよりもさらに深刻な状態の子どもたちを対象としたものだ。1回1時間、週3回はセンターに通う必要があるので、往復の時間も考えるとかなりの時間を費やすことになる。しかも、センターによっては安くはない料金がかかる。それでも、限られた、深刻度の高いＡＤＨＤや自閉症スペクトラム障害（ＡＳＤ）の子どもたちを対象として、このセンターは価値ある治療を提供し、通常のケースでは成果を挙げていると筆者たちは考えている。

そしてこのほかにもうひとつ、ジング・パフォーマンスと呼ばれている、空間認識から学習障害まで、広く役立つと思われるプログラムも存在する。本書の著者のひとりであるハロウェル医師の息子は、読み書き障害を克服するのにジングのテクニックを用いた。またハロウェル医師の妻も、このプログラムに参加している。彼女はしばしば車を縁石に乗り上げてしまっていたのだが、妻子とも、プログラムを受けた結果、大きな成果が得られている。

ジングの参加者にはまず、身体的な評価がなされる。集中力の持続時間や、視線の動きのスピードと正確性が、対面やオンラインで評価される。評価が終わると2日に1回、10分かけて行う一連のエクササイズが提供される。ジングにはさまざまなエクササイズがあり、実際の動きは多岐にわたるが、どれもが、バランスと調整動作に取り組むことで小脳と前庭《ぜんてい》系を刺激するものである。

エクササイズの例としては、たとえば回転刺激などがある。これは子どものときにやっていたようなクルクル回る動きである。そうして目眩を引き起こすことで、前庭系を活性化させる。また、水平刺激もあり、さまざまなバリエーションで体を左右に傾ける動作などを行う。さらには、垂直刺激もあって、ジャンプしたり、その場で片足跳びしたり、片足跳びのままで前に進んでみたりする。

ベルガー氏のボードとはまた違った、グラグラ揺れるボードの上に立つ動きもある。それが上手くできたら、今度は目を閉じたままでボードの上に立つ。そうして目を閉じたままの状態で簡単な計算をしたり、数を逆から数えたりするよう言われる。次に目を開けて、続いてはボール投げを行い、そのボールが2つになって、空中に放り投げては受け取る動作をグラグラ揺れるボードの上に立ったままで行う。

詳しくは割愛するが、プログラムをこなすにつれてエクササイズの難易度も上がっていき、通常、3〜6か月の期間が必要とされる。とはいえ、簡単すぎては効果も得られないし、取り組めば得られる効果は明らかだ。このようなエクササイズを忠実に行っていると、実際に前庭系がハードに鍛えられる。そして、多くの参加者がこの体験以降にADHD症状の改善が見られたと報告している。

ジングの推進者たちは、資金を得て、組織を立ち上げ、無作為化対照試験を実施しようとしている。この試験がなされた暁には、試験結果がジングの効果を示す絶対的な判断基準になるだろう。そうこうしているうちにも、ジングの支持者は驚くほどの数に膨れ上がっている。ジング・プログラムを治療に取り入れたＡＤＨＤや読み書き障害（またはその両方）の人々の数は、これまでで5万人に上り、ここにはあらゆる年齢層が含まれている。ジングの創始者ウィンフォード・ドア氏によると、その80パーセントで著しい成果が上がっているという。同氏自身がこの療法に深い確信を抱いているため、プログラムには返金保証制度がつけられている。同氏によれば、返金を求められることは非常に稀なのだそうだ。（さらに詳しくは、またはハロウェル医師とウィンフォード・ドア氏のインタビューについては、distraction.zingperformance.comでご覧いただきたい）。

さて、ここからはひそひそ話になってくるわけだが、上記のような可能性にあふれる飛躍的な進歩というものをこれまであまりにも多く見てきた私たちは、今や少々、疲れ果てている。「何であれ、エキサイティングな新規療法が出てきたら、なるべく早く試しなさい。それがまだ効くうちにね」などと言われるものだが、そうした流れの中で、私たちは学んできた。新薬から最新機器、脳トレゲームまで、ずいぶんとたくさんの療法が出現し、その中には最高に素晴らしいものから、まったく取るに足らないものまであったのだ。だが、このジング、ハロウェル医師は自分の患者の治療にも取り入れている。そして良好な成果も得られている。そこから考えるに、少なくともジングというのは使える選択肢のひとつである。そして治療の流れを大きく変えるものになる可能性も秘めている。

＊注：実を言うとハロウェル医師は、ベルガー氏が自らの実績をまとめた回想録『A Life in Balance』の序文を執筆している。

内耳と独創的な医師

シュマーマン教授には、小脳過敏性と内耳機能に関する20年以上前の研究もあるのだが、とある先駆的な医師（見方によっては主流派ではない医師）が、ADHD（と読み書き障害）の治療で成果を上げ始めており、その20年前のシュマーマン教授の研究結果を実証しつつある。この先駆的な医師の名はハロルド・レヴィンソン氏という。彼は（本書の執筆時点では）現在も診療にあたっており、今なおメインストリームから遠く離れた存在だと考えられている。彼の治療方法は、乗り物酔いの薬を処方するというものである。メクリジン（アンチバート・ボニン）、ドラマミンのほか、最近では、とても柔軟に使えるベナドリルのような薬をＡＤＨＤや読み書き障害の人に処方するのである。レヴィンソン医師が自分の信念の下で行動し続けている勇気には、敬服する。彼は自分の患者たちに目覚ましい成果があったと報告しているから、なおさらである。彼の普通ではない（だが、ひょっとするとそんなに常軌を逸してもいない）投薬計画によって、少なくともいくばくかのポジティブな結果が出ていなければ、このようにして何十年もの間、彼の元を訪れる人が絶えないのは信じがたい。

ともかく、ＡＤＨＤや読み書き障害などの症状に対して、内耳と前庭《ぜんてい》系が重要な役割を果たしていることはますます明らかになってきている。その中でレヴィンソン医師はこれまでよりも尊敬を集めていくのかもしれない。その一方で、私たち著者２人が、抗ヒスタミン薬や酔い止めの薬をＡＤＨＤ、読み書き障害、ＶＡＳＴの人に処方することはないわけだが、それは自分自身でその効果を確認したり、慎重に調べたりしたことがないからである。とはいえ、前庭小脳系が従来の想定よりも遥かに大きな役目を果たすことを示す証拠が、山積してきていることについては、著者２人とも異存はない。

ある少年の事例

最近になってハロウェル医師は興味深い相談案件に携わることになり、通常とはかなり異なる手法だが、その過程でＶＣＳ刺激を活用した指導を行った。というのは、上海に住んでいる幼い少年について、電子メールを通じて相談に乗ることになったのである。ここから先、このハロウェル医師による事例を紹介していくことにしよう。この事例からは、人間のバランス機能に働きかけることのもつ力はもちろん、本書で強く伝えたいまた別のテーマ、すなわち人とのつながりを持つことや、短所よりも長所に注目することのもつ力も見えてくる。

それは２０１８年10月、月曜の朝のことだった。私（ハロウェル医師）は上海の広々とした講堂に立ち、２５０人ほどの観客を前にしていた。観客は皆、中国の人々で、90パーセントが女性であり、母親や教師のほか（後で知ったことだが）数人の祖母もいた。

私はそれまでにも何千回となく講演をしてきていたが、ことその日の講演に関しては、話し始めるまでいつになく緊張していた。前日に上海に到着し、その後になってからようやく、自分の考えはきっと中国でも役立つはずだと思えるようになったかどうか、というところだった。なにしろ中国といえば、私の国とだいぶ文化が異なっている。私の国には（１６０７年のジェームスタウン入植以降）４００年ほどの歴史しかないが、中国には３,０００年の歴史がある。言語もまったく異なるし、人口も４倍だ。そしてその政府も、私がずっと書物で学び続けてもまだ把握することのできない体制である。

だが、私にはＡＤＨＤのことならわかっている。そして長らく太平洋の向こう側まで自分の治療手法を伝え、中国の子どもたちを助けたいと願ってきた。しかし、それが中国の人々にどのように受け止められるのかが、まったくわからない。人とのつながりをもつことを強調しても、受け止めてもらえるのだろうか。何より今でも学校で体罰が行われるような国で、子どもが教室で安全、安心を感じられることを支援する米国式の考えを奨励しても、受け入れてもらえるのだろうか。また、記憶力は人よりもコンピュータの方が優れているのだから、教師は機械的な暗記でなく、子どもの想像力を伸ばすことに注力すべきだ、という私の主張は、中国の人々に果たして気に入ってもらえるのだろうか。あるいは、もしかすると、注意力や感情面の課題に関する持論を述べたとしても、すべては躾《しつけ》でどうにかする問題のすり替えだと思われて、退けられるかもしれない、と考えていたのである。

だが、その心配はまたたく間に消え去った。流れを追って説明しよう。私は隣に通訳者が立った状態で、深く息を吸うと話し始めた。これは初めての経験で、短くまとめて話しては通訳向けに間を空け、また続きから話し始めては間を空けるのだ。何のメモも、スライドも、台本もないのも初めてであった。話の内容の大半を占めたのは、行動と診断に関することと、さまざまな要素が入り混じっている人格に対して長所に基づいた治療をすること、そして臨床現場で出会った少年の事例であった（実在の人物だが、プライバシー保護のために性格と課題は変更している）。

最初は聴衆がどう受け取っているか、まったく読みとれなかった。女性たちは私をぼんやりと見つめ返していた。私が英語を話し、彼女たちは中国語しか知らないからかもしれない。しかし、通訳された言葉が聴衆に届き始めると、通訳の声にしんと耳を傾ける姿が見られ始め、聴衆の表情の中に、ごくわずかな変化が認められるようになった。表情にまで変化が現れたのだから、ごくわずかでもまったく十分である。この場合、ほんの少しの変化がすべてを物語る。

私は聴衆の反応に力をもらい、徐々に勢いに乗って話を進めていった。人々は私の話に笑ってくれるようになった。クスクスとかすかにではあったが、優しい笑い声だった。私の考えが人々の心に響き、染み込んでいくのが感じられたのだ。通訳のために話の間を空けて辺りを見回すたびに、何人かの頬に涙が流れるのが見え始めた。

講演を終えると、とても大きな拍手が湧き起こった。多くの人々が私と話そうと演壇までやってきた。そして、すでに出版されていた中国語版の私たちの著書『Driven to Distraction』を買い求めてくれた。

　そこに、ひとりの母親がやってきたのであった。緊張した面持ちで私の前に立っている。ほかの人が話し終った後にも彼女がまだ話し出さず、後ろの方に行儀よく控えていることに気づいたので、私は彼女を呼び寄せて話すよう促した。おかげでようやく、彼女は口を開いてくれた。曰く、自分には7歳の息子がいるのだが、その子が講演で紹介されていた注意力に問題のある少年といかにそっくりか、ということであった。彼女の説明を聞いているうちに、私は自分の気持ちを抑えておくだけで精一杯なほどになってしまった。「その子にとって必要な**支援をしてあげなければ**。今すぐに」と私は言った。でも、**どうやったら支援できるだろう？**　私は考えを巡らせた。なにしろ彼らは上海に住んでいるのである。だから、私はメールをやり取りすることにしようと言った。メールのやり取りで治療計画を上手く実行できるか、やってみようと提案したのだ。

　そしてどうなったか。その後の数か月間で、私たちは見事な成果を上げることになったのである。それにしても、これは私の40年続くキャリアの中でも類を見ないほどの特異な事例であった。その母親を仮にリリーと呼ぶが、私はリリーとそのとき一度きり、1分ほど会っただけであり、患者である彼女の息子（サミュエルと呼ぼう）とは、一度も会わないままであったのだ。

だが、そんな状況にリリーがめげることはなかった。彼女は、サミュエルに必要な支援は上海では見つからないと感じていた。私はリリーにメールして、サミュエルの役に立ちそうなことを伝え、それをリリーに託すことにした。相手は1万キロ以上も離れた場所にいる。リリー、サミュエル、彼の父親のこともよく知らない。学校、教師、言語、カリキュラムがどのようなものか、慣習、国、支援体制がどのような状況かもわからない。つまりは、何もかもが手探りの状態だった。

しかし、そのようなときこそ、私自身のADHDやVASTの特性が役立つときなのである。このチャレンジを前にして、私は奮い立った。私にとってぴったりの課題（第5章で説明しよう）はこれなのだ、と感じられた。リリーから頼まれているのだし、私の方としてもやってみて不都合はない。ならば、**やってみよう**、と私はメールで伝えたのだった。

さあ、そうなるとまずは、患者のこれまでの状況を聞き取って、診断をつけなければばならない。サミュエルは、学校での日々に問題を抱えている。リリーから彼の写真が送られてきた。それを見る限りでは、なんとも愛らしい幼い少年である。黄色いシャツと青い短パンで、外でサッカーをしている。元気が良くて、感じも良い、幸せそうな子どものように見える。だが、彼は集中することや、指示を覚えておくことに問題を抱えているのだ。それがいかに成績に響いていることか、とリリーは私に教えてくれた。サミュエルは日に日に元気をなくしているのであった。

それに加え、サミュエルは左利きでもある。だから、中国でいうところの「矯正」も施されていた。今では右手で文字を書いているということだった。こうした「矯正」自体が問題を生じさせてしまう場合がよくあることも、私は知っていた。

リリーにどう受け止めてもらえるのか、意味のあることと思ってもらえるのかすら、わからないままではあったのだが、私はＤＳＭ－５のＡＤＨＤに関連した基準を彼女に書き送った。そして、その中でサミュエルにあてはまっていると思われる症状にすべてチェックを付けてほしいと頼んだ。

するとリリーからすぐに返事が来た。私がメールの送信ボタンを押してから24時間も経っていなかった。彼女によるとサミュエルはDSM－5にあるADHD症状のすべてにあてはまっているという。当時は以前の評価方法だったが、今で言えば彼がADHD（混合型）であるのは明らかだった。

なお、精神科の治療というのは、ほかのどんな分野よりも、患者と医師の関係性に左右されるものである。厳密に言えば、このときの私の患者はサミュエルだったが、実際にやり取りする相手はリリーであり、そういう意味では、彼女と私は素晴らしいスタートを切ることになった。

私たちは数々の障壁に隔てられていたものの、リリーが英語の読み書きに優れていて、私が中国語を知らなくても大した問題にならないのはよかった。それに加えて彼女は意欲にあふれており、私の協力のもとで息子を助けたい、という気持ちを見せてくれていた。

それでも、メールで提案を伝え、それに沿って簡単に実施してもらえるような治療計画を考案できるかどうかについては考えさせられた。リリーは簡単に精神科医に相談できる状況にない。中国側には関与してくれる医師がいないのだ。ということは、薬物療法は使えないということである。

だが、それなら、あるもので何とかしよう。幸運なことに私たちにはメールがある。メールがあれば、スピーディにコミュニケーションを取ることができる。それに知的でとても意欲的な母親もいる。そして、後にわかったのだが、言うまでもなく知的でとても意欲的な少年もいるのだった。

だから、このケースは難しい取り組みであるにもかかわらず、確実に当初から楽しいものになった。そうして私が作り上げた治療計画は、基本的に次のような要素を盛り込んだものとなった。

1—私はリリーとの間に信頼を構築する。

2—リリーは中国語版の『Driven to Distraction』を読んでいるので、私の来歴や推奨事項に関して夫やサミュエル、学校の教師たちに伝えられる。

3—長所に基づくモデルを採用する。サミュエルの脳にはレーシング・カーの性能があるが、ブレーキとしては自転車用のものがついている、とリリーからサミュエルに説明してもらう。このような説明の仕方が、サミュエルに自分のレーシング・カー脳を誇るべき素晴らしいものだとわかってもらうために重要なのだ、とリリーには伝えた。サミュエルに必要なのはブレーキを利かせることだけなのだ。それができれば、レースに勝利して、チャンピオンになれる。

4　人とのつながりをもつようにして、人の温かさに触れさせる。私はリリーに対して朝夕を問わず、サミュエルのことを山ほどハグし、どれほど彼を愛しているか伝えてほしい、とお願いした。触れ合うことが大切である、と強調した。学校でよく叱られているサミュエルにとっては、家庭であふれんばかりの愛情を受けることが必要なのだ。また、学校に対してはサミュエルを叩くのはもうやめてくれと頼むように、ともリリーに伝えた。体罰をやめてもらえればずっと早く良くなるはずだ、という確信が私にはあった。「どうか彼に優しく、温かい気持ちで接してみてください」というのが私から学校へのささやかなお願いであった。

5　ポジティブなマインドセットを推奨する。リリーからサミュエルに対しては、いつでも「あなたならできる」というアプローチで臨むようにお願いした。これは、サミュエルの中に**成功することもある**、ではなく、**きっと成功するのだ**、という確信を植え付けるための試みである。

6―サミュエルには毎晩、読み聞かせをしてあげる。

7―サミュエルの毎日の登校前には、リリーの方から、彼をどれほど愛しているか、彼がどれほど高速な脳を備えており、そのブレーキさえ強化すればレースに勝利し、いつかはチャンピオンとなって、家族や国の誇りになれることか、と言って聞かせる。

8―サミュエルにバランスエクササイズをやってもらう（小脳を刺激してもらう）。彼はすでにサッカーをしているので、従来的な運動の経験は多くある。なので、私からリリーには、バランスや調整動作に挑戦する各種のエクササイズを伝授することにした。内容をリリーに説明する必要があったので、これは結果的にジング・プログラムの自家製バージョンのようなエクササイズになった。次ページにまとめるバランスエクササイズをサミュエルには毎日30分でやってもらう。サミュエルの好みで、どの順番でやってもよい。きっと彼は変化を求めてアレンジするだろう、と私は確信をもって言った。そしてできることなら、バランスボードも用意してほしい、と頼んだ。底が丸くなっており、上に乗ってバランスを取るのが難しいボードである。さらに、空気注入式のバランスボールも入手してほしいと伝えた。それは彼の脚が床につかないだけの十分な大きさのあるものにする。そして、用意ができたら次のエクササイズに取り組んでいく。

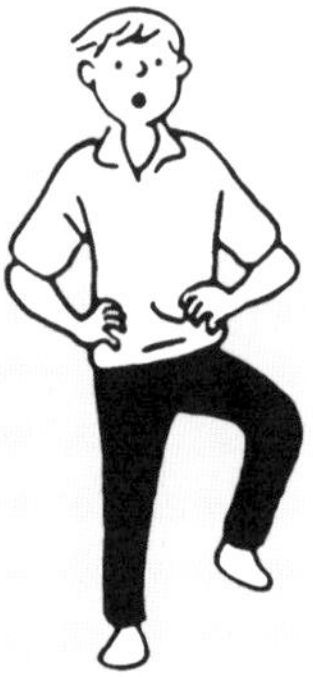

1

片足立ちを1分間、または倒れるまで続ける。

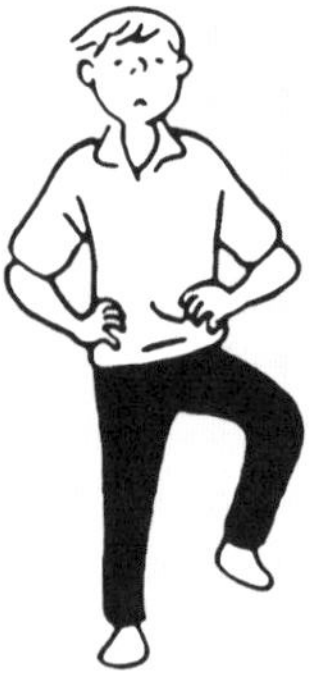

2

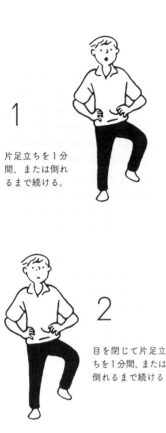

目を閉じて片足立ちを1分間、または倒れるまで続ける

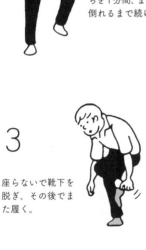

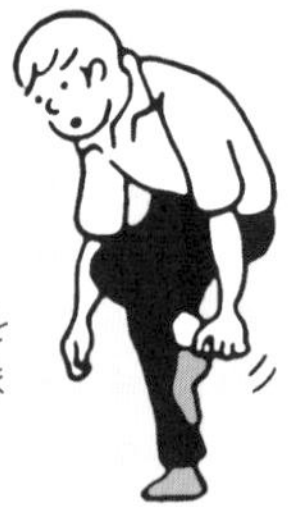

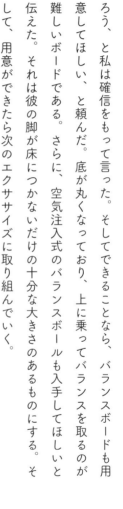

3

座らないで靴下を脱ぎ、その後でまた履く。

4

バランスボードの上にできるだけ長く立つ。最大５分間行う。終わったら今度はそれを目を閉じて行う。

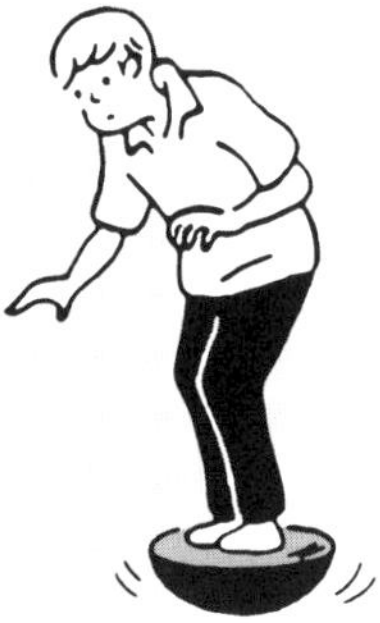

5

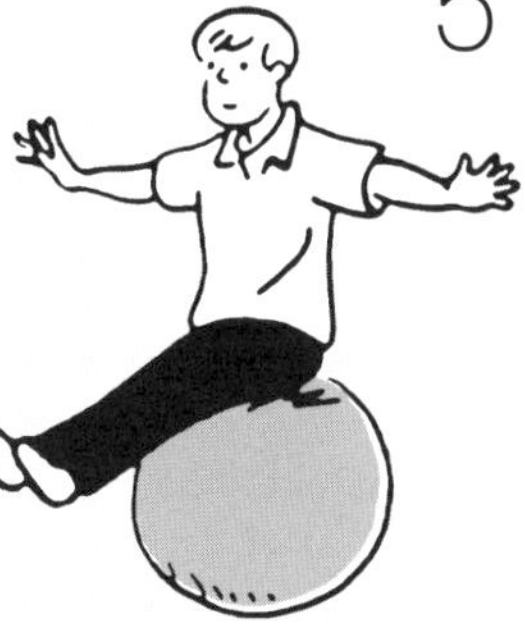

バランスボールに乗ってできるだけ長く脚を床から離している。最大５分間行う。終わったら今度はそれを目を閉じて行う。

6

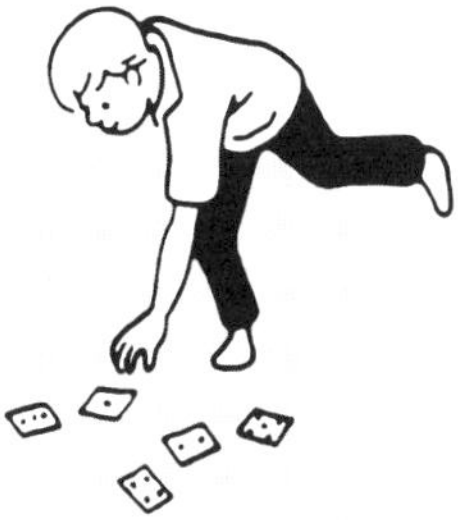

床にトランプを５枚置く。片足立ちをして、そのままかがみ込んでトランプを１度に１枚拾い上げる。

7

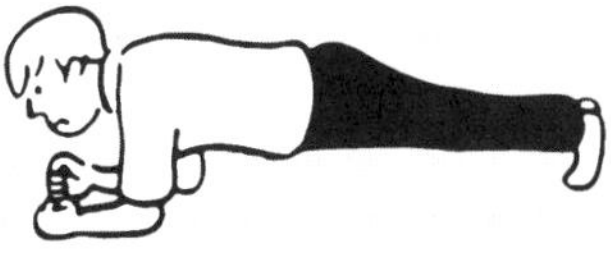

ロープランクの姿勢（肘を床について脚を後ろに伸ばす）を最大３分間続ける。

8

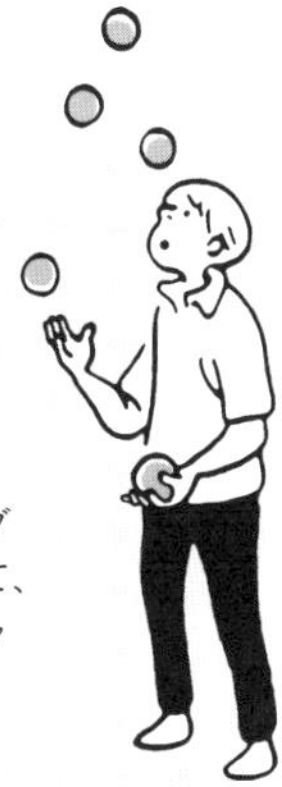

ボールのジャグリングを覚えて、３～５分間ジャグリングする。

これらのエクササイズにサミュエルはすぐに取りかかった。リリーも治療計画の自分が担当する部分をしっかりと行い続けた。サミュエルのことをハグし、夫にも彼のことをハグしてもらったのだ。2人はサミュエルに対する声かけの仕方を変えた。それから、学校にもそうしてもらうように頼んだ。リリーは目標を達成するべく、著者たちの書いた本について担任の先生に教え、その話は担任の先生を経て学校管理職にまで伝わった。サミュエルに改善が見られるようになってくると、教師たちは体罰をやめることに同意してくれた。

リリーによれば、わずか数週間のうちに、明らかにサミュエルは改善し始めた。学校で上手くやれるようになり、集中力が高まって、授業の邪魔をすることも減った。宿題の提出状況や授業への参加状況も向上した。彼の変貌《へんぼう》ぶりはニュースとなって広まったらしく、リリー曰く、うわさ話のネタになっていたという。親たちはサミュエルに何が起きているのか知りたがった。彼の成績はなぜこんなにも上がったのか、何か変わったことをしたのか、とリリーに尋ねたのだ。叫んだり叩いたりしないようにしたのよ、とリリーは説明した。この計画にはリリーの夫まで協力していると知って驚いた人は多かったようだが、サミュエルの行動が改善して幸福度が増したという成果について、つべこべ言う人は誰ひとりいなかった。周囲は感銘を受けたようだった、とリリーは報告してくれている。こうした変化がすべて、わずか数週間のうちに起こり、数か月を経た後にも継続したのである。

人とのつながり。教育のあり方。小脳刺激を重視したエクササイズ。そして、長所に基づくモデルである。

そうしてある日、サミュエルは中国語のテストで一番の成績をとるまでになった。そしてそのご褒美として、チョコレートをもらうことになった。彼はチョコレートを家に持ち帰って、リリーに手渡した。「今食べたい？」とリリーが尋ねると、サミュエルは答えた。

「何言ってるの、お母さん。このチョコレートは大事すぎて、食べられるわけがないよ」

このようにして、サミュエルの事例は成功を収めた。その最初の鍵となったのは、人と人とのつながりであった。私が指示を伝えていく中で、母親と直接的なつながりをもったことが、極めて重大なポイントであった。私は中国語ができなかったが、リリーは英語ができ、私たちは翻訳ソフトの助けを借りてギャップを埋めたこともあった。そうして私からの情報を受け取った結果、リリーは開眼して「アハ」体験してくれた。サミュエルにいったい何が起きているのか、彼女は突如として悟ったのである。サミュエルは怠《なま》け者なのではない。彼に罰は要らないし、叩く必要もない。彼に必要なのは、そのレーシング・カー脳のコントロール方法を学ぶことだけだ。それをすぐに「理解」して、前に進もうとするだけの機敏な精神がリリーにはあったのだ。

私とリリーがつながりを築いて信頼を確立した後で、その次に鍵となったのは教育の側面である。両親に加えて、教師たちにも、そんなにも早く関与してもらえたのは驚きだった。米国の場合であれば、もっと手順を踏んでいく必要がある。中国を訪れる前からの知識からすると、これに関しては、きっと逆だろうと私は考えていた。

ともあれ、その後は学校の中に適切な環境、素敵な環境を作り出すことが重要な課題となった。サミュエルの学校は、私の提案内容をすべて積極的に受け入れて、見事に校内に反映してくれた。もしも、このような学校の協力がなかったとしたら、サミュエルが成功を収めることもなかったに違いない。

そして、関与した人々が「レーシング・カーのような脳に自転車用ブレーキ」というADHDのモデルについて理解を示してくれたことも重要なポイントになった。このモデルは、真を突いていながら、当事者のことを辱《はずかし》めるようなものではないものだからである。この表現のおかげでサミュエルは、僕はブレーキを利かせられればチャンピオンになれるのだ、とやる気を高めることができた。その一方で、チャンピオンになるためにはやるべきことがあるのだ、と思い出すこともできたのだ。ここで重要になるのは、ひとつのモデルを採用したら一貫して活用するということである。だから、リリーは「悪い子ね！」とか「きちんとしなさい！」とか言う代わりに「ブレーキが利いてないのね」と伝えるようにしていた。治療の開始後にも、リリーが介入して、特定の行動をやめたり変えたりするよう、はっきりと伝えることはあったのだが、そのときにも彼を辱めるようなやり方で行うことはなかった。このことは、子どもの長期的な成長や成功を考えたときにとても重要である。辱められる経験は、もっとも無力感の激しい学習障害となる。

小脳を鍛えるエクササイズというのが、私がサミュエルに施した主な、いや厳密に言えば唯一の治療的介入であった。そしてそれは、驚くほどの効果を上げた。正直なところ、サミュエルがあっという間に改善したのには仰天したものである。それから3年近く経った現在でもリリーとは連絡し合っているが、サミュエルの進歩は継続しており、今でも上手くやっているという。

サミュエルにとってこれらの治療過程にはどれだけの意味があったのだろう。ご褒美のチョコレートのことが大事すぎて食べられなかったほどだから、大きな意味があったに違いない。7歳の子が誇らしさを表した形だと考えてみると、これほど真に迫ったものもほかになさそうである。

第 4 章

つながりの持つ
ヒーリング・パワー

ヴィンセント・フェリッティ博士という、以前にはサンディエゴのカイザー・パーマネンテ（Kaiser Permanente）健康維持機構で予防医学部門チーフも務めた人物がいるのだが、彼は1985年、女性向けの肥満クリニックを営む中で、良い成果が出る一方で説明のつかない現象が繰り返し起きることに気づいていた。順調に体重が落ち始めていたにもかかわらず、多くの患者が目標達成を前にしてドロップ・アウトするようなのだ。135キロほど減量する必要のある人が45キロ程度減った時点で、はっきりした理由や説明もないまま、突然、プログラムをやめてしまうのである。

元来、探究心豊かな同博士は、そのような女性たちと面談して詳しく事情を聞いてみることにした。いったい何が起きているのか、知る必要がある。そうして実施した面談で、詳細を探るための質問の中に「初めての性体験はいつでしたか」というものがあった。しかしある日、あまりに多くの面談があって疲れていた博士は、これをある女性に質問するときに「初めての性体験のとき体重は何キロでしたか」と言い間違えてしまった。博士は馬鹿げたことを口にしてしまったと思ったが、結果、これが彼の尋ねた中でもっとも重要な質問となり、医学史における新たな一歩を作り出すことになったのだった。

フェリッティ博士も驚いたことに、その質問は相手の女性にまったく馬鹿げたものとしては受け取られなかった。きわめて苦痛を伴う質問となってしまったのは確かだったが、馬鹿げた質問にはならなかったのだ。「そのとき18キロくらいでした。私は4歳で、相手は父でした」と彼女は答え、それから急に泣き出したのだった。

近親相姦のケースにフェリッティ博士が遭遇したのはこのときがまだ2度目だった。そのため、ほかにも同様のケースがたくさんある、と予期したわけではなかった。それでも、トラウマが体重管理に関連している可能性がある、と関心を強めた博士は、面談での質問リストに、トラウマに関する質問も加えてみた。するとどうだろう。聞けば聞くほど、たくさんの女性たちから同様の報告が寄せられたのである。近親相姦に限らず、さまざまな種類の性的虐待が、それまでの彼女たちの人生に関わっていたのだった。

数多くの女性たちがフェリッティ博士の減量プログラムをドロップ・アウトしていたのは、体重が減ることで、耐えがたいほど不安な気持ちになり、攻撃を受けやすい存在になってしまうと感じていたからだったのである。すなわち、ウエスト回りが立派ならば、そんな自分のことを男性は暴行しないだろうと思いやすくなり、安心できるというわけだ。だからこそ、肥満には病気のリスクもあるとわかっていながら、自分にとって価値のある防衛手段にみえるものを捨てようとはしなかったのである。

図らずもフェリッティ博士がこうした事実を発見したことがきっかけになって、画期的な調査が実施されることになった。その調査は、それまでは最大級の規模で、かつ、非常に重要性の高い公衆衛生調査となった。同調査は1995年から1997年にかけてカイザー・パーマネンテ健康維持機構で面談形式で行われ、調査対象者は1万7,000人に及んだ。ちなみに、この調査対象者の大半は白人アッパー・ミドル・クラスで大卒のサンディエゴ住民であり、医療環境としては恵まれた人々だったので、調査の結果を貧困層や一流の医療を受けられない人々に当てはめることはできない。

同調査では10項目の質問がなされた。その質問内容はというと、感情的・身体的トラウマや虐待の経験（トラウマとなるようなものを目撃したことや被害者になったことなど）があったかどうか、ドラッグやアルコールの使用環境にさらされたこと（つまり、そのようなものを乱用する大人と一緒にいたこと）があったかどうか、そして、家族に精神病歴があるかどうかを探るものであった。さて、その結果はというと、驚くべきものであった。調査対象者のうち3分の2に上る人々が、後に逆境的小児期体験スケール（Adverse Childhood Experience Scale, ACEs）と名付けられる項目群の中に、1つは当てはまるものがあると回答したのである。3つ以上当てはまると回答した対象者が20パーセント、また4つ以上該当すると回答した対象者も13パーセントに及んだのだった。

このような結果が初回の実施で明らかになったので、同調査はその後も米国疾病《しっぺい》予防管理センター（CDC）により続けられることになった。ACEsのスコアを見れば、成人後の身体的・精神的な健康問題まで予測できるため、このテストは診療時によく使われる標準的なスクリーニング手段となった。スコアが4以上になると、慢性肺疾患になる確率が3・9倍まで高まってしまう。肝疾患では2・4倍、うつ状態では4・6倍、自殺企図《きと》に至っては12・2倍にまで増加する。スコアが1にすぎない場合でも、成人後にアルコール依存症、うつ状態、そして離婚に至る確率にはっきりとした増加が見られるのである。

またこれとは別に、「孤独」という逆境こそが、米国の一番の医療問題だという見方もある。これを唱えたのは、米国公衆衛生局で第19代長官を務め、『Together: The Healing Power of Connection in a Sometimes Lonely World』という書籍も著したビベック・マーシー博士である。マーシー博士は、『ハーバード・ビジネス・レビュー』誌のエッセーの中で次のように述べている。

長年にわたって診察にあたってきたが、その中で一番多く目にした病的状態は何かといえば、それは心臓病でも糖尿病でもなく、孤独であった。孤独や社会的つながりの弱さと短命との間には関連性がある。それは1日15本の喫煙に匹敵する影響であり、肥満によってもたらされる影響よりも大きい。孤独でいると心血管疾患、認知症、うつ、不安障害のリスクも高まる。職場で孤独になっていると作業効率が低下し、創造力が制限され、論理的思考や意思決定といった実行機能のそのほかの側面も弱まる。健康と仕事のことを考えれば、私たちはこうした孤独のまん延を今すぐ何とかしなくてはならない。

さあ、ここまでに述べてきたこの話、実をいうとＡＤＨＤにも大いに関係しているのである。なぜそう言えるのだろうか。おそらく察しはついているだろう。ＡＤＨＤの見られる家族では、ＡＣＥsのスコアが非常に高いのである。親か子のどちらかが高いスコアの場合もあれば、両方ともスコアが高い場合もある。ＡＤＨＤにはネガティブな側面、すなわちブレーキの不具合があるので、それが衝動的な行動につながって、抑えが利かなくなることも多い。すると親は子どもに対して不適切な接し方をしたり虐待したりしやすくなる。そして子どもは親に対して挑発したり、無視したり、攻撃したりしやすくなる。つまり、親子のどちらの側であっても、危険な前提条件があるということになる。

愛こそが癒やし

そう言われたところで、まだ信じられない、という人もいるだろうか。そうだとしても、ＡＣＥｓの研究結果からはっきりと証明されているのである。幼少期に触れた、良くない出来事、すなわち、虐待、ネグレクト、暴力、ドラッグの使用、孤独、貧困、混乱といったものは、大人になった後で**本当にひどい**事態を招く。しかし、そうした事態を阻止する手段があることも同じくらいはっきりとわかっている。その手段とは、人とのつながり、ポジティブな絆を築くことであり、突き詰めて言えば、そう、愛である。愛は信じられないほど強い癒やしのパワーを発揮する。

コロンビア大学のケリ・ハーディング教授（精神科医）は、２０１９年に発表した『The Rabbit Effect: Live Longer, Happier, and Healthier with the Groundbreaking Science of Kindness』という書籍の中で、愛とつながりの力を扱った多くの研究成果をまとめている。この本のタイトルは、高コレステロールの状態が心臓の健康にきたす影響を明らかにするために高脂肪食を与えられた、ウサギたちの研究にちなんでつけられたものだ。当然ながら、対象となったウサギたちを解剖すると、その冠状動脈には大量の脂肪が蓄積されている。健康的な状態を保ててはいないわけだ。

しかし、その中にたったひとつ例外的な集団があった。その集団のウサギたちに蓄積されていた脂肪の量は、それ以外のウサギたちと比べて4割しかなかったのだ。ウサギたちは同じ種類で同じ食事を与えられ、実験室や年齢も変わらなかった。それなのに、この1集団の心臓の脂肪量だけが著しく少なかったのである。これは調査員たちにとって、まったく説明のつかない謎であった。

優れた科学者として、彼らはこの現象に説明をつけようと詳細な調査を行った。すると、この差異を説明することができる突出した違いのある変数が見つかった。だが、それは食事にも、運動にも、遺伝子にも関係のないものだった。それどころか、科学者なら予期するであろう、いかなる標準的な理由にも当てはまらなかったのである。

違っていたのは、その集団を管理する実験室の助手が示していた思いやりのある態度であった。彼女は愛情を込めてウサギたちを世話していたのだ。餌を与えるときやケージを掃除するときにウサギに話しかけ、優しくなでてやっていた。まるで飼い主がお気に入りのペットにするようにウサギたちを溺愛していたのである。もはや、それは実験室の助手ではなく、ウサギに愛情を伝える飼い主の態度であった。そう、愛が違いを生み出していたのである。

では、人間の場合ではどうなのだろう。それを明らかにしたものとして、グラント研究という名で知られる研究プロジェクトがある。これはハーバードメディカルスクールの研究者たちが1939年から1944年にかけてハーバード大学の2年生、計268名を対象とし、その後の一生涯にわたって彼らを追跡的に調査したものである。グラント研究は、40年にわたって同研究を監督し続けた同大学のジョージ・ヴァイラント氏により、広く世に知られることになった。そして今でも、新たな研究リーダーであるハーバード大学のロバート・ウォールディンガー氏（精神医学者）の下で続けられており、成人対象の発達研究としてはこれまでで最長のものになっている。

このグラント研究で主に明らかになっているのは、見事なほど説得力のある、シンプルな事実である。すなわち、健康をはじめ、長寿、仕事の成功、収入、リーダーシップ力、そして全体的な幸福感を予測するにあたって、もっとも重要な因子は何かといえば、わずか1文字で言い表せる。「それは、愛だ。以上」とヴァイラント氏は述べて、この発言は有名になった。

同氏はグラント研究の結果をまとめて『Triumphs of Experience: The Men of the

『Harvard Grant Study』という書籍として出版しているが、その中には同研究で判明したもっとも重要な教訓が記されている。それは、愛というものがその効力をもっとも長く発揮し続けるには、愛される側に、愛を受け取って（ヴァイラント氏の言葉を借りれば）太らせる力が求められるということである。すなわち、愛情に飢えた子ども時代を過ごし、25歳頃にむなしさを感じていたとしても、愛を遠ざけることなく受け止める方法を習得できれば、75歳になる頃には心が満たされている場合があるのだ。

このヴァイラント氏の知見の正しさは、ハロウェル医師が身をもって証明できる。ハロウェル医師のＡＣＥｓのスコアは8である。スコア4でもリスクが跳ね上がるのだから、8というのは明らかに超ハイリスクである。ということは、その結果として自分の子どもから無視されていたり、うつ状態やアルコール依存症になったり、失職、孤独、病気を経験したり、死のふちに立ったりしているはずである。

だが、ハロウェル医師は33年間以上にわたって幸せな結婚生活を謳歌している。大事に育て上げた3人の子どもたちも社会に適応している。そして、本書の執筆時点で71歳を迎えているが、健康も保持している。

つまり、統計学的な見方で言うなら、ハロウェル医師は異常値ということになる。非常にわずかな確率で、逆境に打ち勝ったケースだということだ。とはいえ、ハロウェル医師にはその理由に思いあたるところがあり、自分と似たような状況であれば打ち勝てる場合がとても多いだろうということもわかっている。その理由というのは「もうひとつのビタミンC」、すなわち、ビタミン・コネクトがあった、ということである。ハロウェル医師の場合、祖母との間に特別なつながりがあり、愛情にあふれる素晴らしい関係をもつことができていたのだ。ハロウェル医師は祖母をGammy（バアバ）と呼んでいたが、彼女は孫の抱えている辛さに気づき、孫の求めていることに敏感だった。そして、孫に安全に過ごせる楽園を用意してあげることが、自分の使命だと考えていたようだ。バアバと過ごした日々は記憶に残る貴重な時間となり、次のような思い出としてハロウェル医師の中に刻まれている。

バアバの手にかかると、固ゆで卵の黄身を取り出す作業も黄金の王国を見つける緻密な調査になった。雨の日がお祭りの日のようになり、クロケットの木づちは女王様の魔法の杖に変身した。友人の心ない言葉にショックを受けている少年の気持ちをバアバは受け止めてくれた。そして、彼女お気に入りの言葉を使えば、風のような速さで、笑いの渦に巻き込んだ。バアバには最低の一日を最高に楽しい時間に引き上げる力があった。バアバの家に行くと聞いた途端、電気が走るかのように気力がみなぎる気がしたくらいだ。

理解されていると感じる

というわけで、心地よくポジティブな絆でつながる環境を整えることが、どの年齢層であっても、人生全般を満喫するためのもっとも重要なステップなのである。そしてつながりを築くことができていない状況は、ＡＤＨＤを抱える人にとっては、とりわけ辛いものである。

そのような「心理社会的統合」に欠けてしまった状態について、『The Globalization of Addiction: A Study in Poverty of the Spirit』という書籍を著したブルース・アレクサンダー氏は「ディスロケーション」[*1]という言葉（政治経済学者カール・ポランニー氏が使い始めた表現）を用いて紹介している。アレクサンダー氏によれば、ディスロケーションは心理面での毒性をもち、防御のしようがないものなのだという。この状況になると、人間はさまざまな形で壊れてしまう。破壊的行動をしたり、極度の不安を感じたり、引きこもりや不登校となったり、物質乱用に手を染めたりする。あるいは、うつ状態になったり、自殺を企てたり、摂食障害になったり、自傷行為をしたりすることもある。さらには、就労能力の低下、失職、結婚生活上の困難なども引き起こされる。このような悪影響の例は、まだまだ挙げられる。

同氏が焦点を当てたのは依存全般（スマホなどへの依存も含む）であったが、彼の説明はどれだけ多くのＡＤＨＤの人々の気持ちを完璧に代弁していることだろう。ＡＤＨＤの子どもが教室内で感じ、ＡＤＨＤの大人が社会で感じる気持ち、すなわち、誤解され、無視され、のけ者にされ、仲間外れになっているという感覚である。

ときには感覚だけではすまず、文字どおり仲間外れになってしまうこともある。かの愛すべき『スーパーヒーロー・パンツマン』シリーズをはじめ、多くの児童文学を世に出したデイブ・ピルキー氏は、小学校のとき校長先生に叩かれてからというもの、小学校生活のほとんどをたったひとり、廊下に座って過ごした。ほかの人と違っていたり、ブレーキの利きにくいレーシング・カー脳だったり、周りから理解されなかったりするというだけで、何百万というADHDの子どもたちが人と持続的につながれず、ピルキー氏に似た形で苦しんでいるのは、なんと恐ろしいことだろうか。ADHDの人は通常とても敏感なので、自分が孤立したり、からかわれたり、困った人だと思われたりする前に、自己防衛のための壁を築き始める。大人の場合には、出世階段を上ろうとせず、周囲から不思議に思われて、助けを得ることを難しくしてしまうのである。

その状態で生きていくのは、周囲に存在を認められないマイノリティの一員となるようなものだ。たとえ認められたとしても、特性ありと判定されて治療を受けるにしても、そのままでは偏見の目が待っている。「ああ、あれは特別支援教育を受けている子か」、「〝遅れている〟子どもよね」、「何だか知らないがＡＤＨＤというやつなんだろう」、「アデロール[*2]を飲んでいるのよね」。このような烙印を押す人々が迫ってくるのである。

私たちのような人々、特に子どもが必要としているのは、冷やかしではなく、罰でもない。そうではなく、周囲の人がただで簡単に与えられる、そう、ビタミン・コネクトなのである。ビタミン・コネクトを補給できなければ、疎外感や孤独感がよりいっそう高まる。最初に「心理社会的統合」などという言葉を使ったのでややこしく感じた人もいたかもしれないが、これはすなわち誰もが理解できる、温かくて素晴らしい力の結びつきのことである。それをどんな子どもも、どんな大人も、どんな組織においても、毎日たっぷりと享受するべきなのだ。家族、学校、組織を問わず、心理社会的統合というものは不可欠であるべきなのである。

ではここで、私たち著者2人のところに相談に訪れた患者の話をしようか。ここではピーターという名前で呼ぶことにするが、彼は典型的なタイプの症状を示していた。これからピーターのストーリーを大筋で紹介していくが、この話からは、人とのつながりがとてつもなく重要だということがわかる。ピーターは16歳、高校1年生のときに、両親に付き添われてハロウェル医師のもとにやって来たのだった。両親と教師の話を総合するに、彼はたいへん賢く、とても才能のある青年だった。それなのに宿題を最後まで終わらせることができず、成績を上げることにも苦労していた。教師にはたいがい親切にしてもらっていると感じている彼だったが、学校ではいつも規則に従わなくては、と努めているので、疲れ果ててもいた。ピーターは自分のことを「馬鹿」だと思っており、学校にも嫌気がさしていたので、たいていのときは無気力だった。その彼の父親はというと自身もＡＤＨＤだと思われる小児科医であり、母親は有能な神経科学者だった。もし、この両親の存在がなければ、ピーターは療養施設の入所対象となっていただろう。というのも、彼の両親は息子のことを信じて、親子のつながりが途絶えないようにしながら、息子が自らの道を見出すことを手助けしようとしたのである。

自分が本当に興味をもてることは何なのか、それについてピーターはハロウェル医師と話し合った。その結果、彼がもっとも幸せを感じるのは木材で何かを作っているときだとわかった。そこで家族は計画を立てることにした。高校2年から、ピーターは地元の専門学校に通うことにする。父親は、息子がその才能を存分に発揮できるよう、家の地下に木工作業場を構えることにも同意した。このほか、ピーターは小脳の刺激療法（第3章を参照）にも取り組むことになり、脳のデフォルト・モード・ネットワーク（第2章を参照）と、それが憂《ゆう》うつやぐるぐる思考に及ぼす影響についてハロウェル医師と話し合った。そのうえでハロウェル医師はアマンタジンという薬（第8章を参照）を適応外使用で処方した。これならほかの薬の効かなかったピーターにも効果が出るのではないかと思われたのだ。彼の行く先は平たんな道のりとはいかない、とわかったわけだが、両親はピーターのことを信じているし、ピーターとハロウェル医師の間にも温かなつながりが築かれるようになっていた。後に母親が教えてくれたところによれば、このとき彼は、少なくとも自分のことを理解してもらえた気がする、それまでの長い年月には得られなかった希望を感じる、と母親に打ち明けていたという。

ハロウェル医師自身にも似たような思い出がある。ハロウェル少年に対しては、小学1年生のときに素晴らしい先生が理解を示してくれた。彼女の理解を得られたことが、ディスロケーションへの強力な対抗手段ともなった。

小学1年生のとき、ハロウェル少年は文章が読めなかった。音読の時間になるとクラスの皆が順番にあてられる。「ごらん。スポットが、走る、走る、走る。上る、上る、上る。下る、下る、下る」。簡単な内容だ。それでもハロウェル少年には読めなかった。それは読み書き障害があったからである。だが、当時の状況では、賢明な先生が担任でない限り、このような子どもは**遅れている**と言われた。それはつまり馬鹿ということであり、こうした子どもは読む順番が来ても飛ばされてしまう。だがしかし、ハロウェル少年のクラス担任だったエルドリッジ先生は賢明な人で、順番を飛ばさなかった。彼女は順番になるとハロウェル少年の席まで来て隣に座り、自分の腕にハロウェル少年を抱え込んで近くに引き寄せるのだった。ハロウェル少年は「上る、上る、上る」のところで口ごもり、つっかえてしまうのだが、それを笑うような子どもは誰もいなかった。なぜならハロウェル少年の隣にはマフィアが鎮座していたからである。先生の腕こそが、まさにハロウェル少年にとっての治療計画となった。先生が心理社会的統合というものを毎日、ハロウェル少年に与えてくれたのだ。
それは見事な手腕だった。このやり方が彼女にできるすべてだったのだが（つまり、彼女は読み書き障害の治療者ではなく、オートン・ギリンガム法[*3]の講師が学校にいるわけでもなかったが）、それで十分だった。先生の腕にはつながりのもつ力があった。その力が学習障害の核心部分――恐怖、羞恥心、自分にはできないという思い込み――を癒やしてくれた。ハロウェル医師は今でも読むのがたいへんに遅く、妻からは**何ひとつ**わかっていないのではないかしらとからかわれるくらいだが、それでもハーバード大学で英語を専攻するほどに読むことはでき、とても光栄なことに卒業を果たせて、今では本を書くことが生業の一部にもなっている。それもこれも、エルドリッジ先生とその腕が与えてくれた、愛情いっぱいのつながりの力があったからである。

人とのつながりが十分に築かれていない状態では、いくら気持ちを沈ませない強さがあると自負していても、沈んでしまうというのは、誰にでもわかることだ。それなのに、あまりにも多くの人々がつながりの力を十分に活用していないのは、彼らによれば忙しすぎるからであり、つながりの力が軽視されてしまっているからである。とはいえ、つながりを回避する理由として、つながりをもつことへの恐怖を根底に抱えている人もいる。かつて、つながりをもったときに傷つけられ、二度とそんなふうに傷つけられたくないと思っているから怖いのである。

そのような人（ひょっとするとあなたもそうかもしれない）には、**勇気を出してほしい**と言いたい。勇気を出すことが、傷を癒やす。沈むといえば名の挙がる船として、かのタイタニック号があるが、人と人とのつながりにもタイタニック（titanic, 強大）な力があるのだ。だから、何度沈んだって、また乗り込む勇気がある限り、深海からでも浮上させてもらえるのである。船に飛び乗る用意さえできたなら、船はまた浮かび上がり、もう一度私たちを受け入れてくれる。

私たちは皆、つながりの力をもっと頻繁に活用するべきなのである。これは、とても多くの科学的な知見に裏付けられている。当然のことだ。一日中、批判にさらされていたらどんな気持ちになるかを考えてみてほしい。そうした状況にある子どもが本当にたくさんいるわけだ。恐怖や羞恥心を抱えていると学習において大きな障害となる。それなのに、私たち人間は人とのつながりに飢えて死にかけるまで、その重要性を気にかけない。そうしてビタミン・コネクトが激しく欠乏した状態のままで生きているのである。

＊1訳注：「ディスロケーション（dislocation）」には「ズレ」やそれによる「混乱」といった意味がある。
＊2訳注：アデロールは中枢興奮作用をもつアンフェタミンの商品名であり、米国ではADHDの薬として処方されているが、日本では治療薬として承認されていない。
＊3注：オートン・ギリンガム法とは、読み方を指導するための多感覚応用フォニックス手法である。

つながりにあふれる人生を送るコツ

だからできることなら、つながりにあふれた人生にしよう。子どものために、自分自身のために、自分の家族のために。所属する組織やコミュニティ、自国や世界中のためにも。それが人生をありとあらゆる良いことでいっぱいにする鍵となる。そしてほとんどの場合、つながりを築くためには、お金もかからない。

つながりにあふれる人生にすることが、幼少期の辛い体験で人生をダメにしないための手段となる。さらに素晴らしいのは、ポジティブなつながりを育むことが幼少期に辛い体験を予防するための最良の手段にもなるということだ。

思いやりある態度が子どもを育て、大人のこともまた育てるのである。多様なつながり、深いつながりに満ちた人生こそ、自分や家族に与えることのできるもっとも豊かな贈り物である。つながりにはさまざまな形がある。その驚くばかりの力をあなたや子どもの一生に活かすためのアイデアを次の一覧でさらに紹介しよう。この一覧には、とても明白なアイデアもあれば、少々型破りなものもある。きっとあなた自身の型破りなアイデアもあるだろうから、このリストに加えてみてほしい。

・なるべく家族で食事をしよう。家族で夕食をとることには驚くほどの効果があると実証されている。学力テストの点数まで上げる効果があるくらいだ。家族以外の知り合いとも、食事をともにしよう。別の町、別の国から来た人に対して子どもを紹介するのもよい。夕食の時間を食事をするだけではなく、親交も深められる大切な機会にできれば素晴らしい。そのようにすればするほど、食事が単なる燃料補給の機会を超えた、意味深いイベントになっていく。

・自分にも家族にもアレルギーがなく物理的環境にも問題がなければ、ペットを飼ってみよう。飼い主に寄り添って惜しみなくわかりやすい愛情を示すという理由から、犬こそ人間の一番の友だという見方もあるわけだが、猫やモルモット、オウム、ハムスター、フェレット、亀、魚、蛇だって愛すべき魅力があるし、愛情を返してくれていることも感じられる。ペットたちは、そのほかのものでは代えがたい「また別種のビタミン・コネクト」を与えてくれる。

・お気に入りのコーヒーショップに毎日立ち寄って、周囲の皆に挨拶しよう。知らない人たちにも挨拶をしたり、相づちをうったりすることを習慣にしよう。そうした通りすがりのやり取りからもビタミン・コネクトを素早く補給でき、これによって私たちが陥りがちな、匿名の存在であろうとする癖からも抜け出せる。

・同様のことを行きつけのガソリン・スタンドでも行ってみよう。もちろん、最初は行きつけのスタンドを決めてしょっちゅう通わなくてはならなくなる。だが、少し考えてみてほしい。そうすることで車に給油する作業が、ガソリン代に怯えながらノズルを握って気まずい思いで立ち尽くしつつ、人生にはこれしかやることがないのかと自問しているような雑務から、どれほど楽しめる行為に変わるかを。スタンドの人たちと本当に仲良くなって会話を交わすようになれば、給油の時間が意義深いひとときに変わり、ウィンウィンの状況を築けるのではないだろうか。

・2人以上の良い友人と定期的に連絡を取り合おう。こうすると毎日ジムに行くよりもよっぽど良い効果がある。毎週、時間を決めて近況を伝え合う電話をするのでも、軽いランチをともにするのでもよい。このような定期的な機会は、そのうち親愛のカンフル剤として本当に待ち遠しいものになる。

・子どもにお泊まりをさせよう。孫がいる人なら自宅に招くのもよい。遊び以外には予定のないゆっくりとした時間を若い人々とともに過ごしたり、祖父母の立場なら孫を呼んで過ごしたりするようにすると、気付け薬のような大きなつながりの効果を得られる。

・毎週少なくとも30分間、何ごとにも邪魔されずに子どもと1対1で過ごす時間を確保しよう。予定は決めず、子どものやりたいことを何でもやれる時間にする（ただし、安全・合法でお金がかかりすぎないものとする）。児童精神科医のピーター・メッズ博士はこれを「特別時間」と呼んでおり、親子関係や子どもの帰属感と愛情への満足感に魔法のような効果をもたらすと述べている。

・読書クラブ、連続講座、編み物サークルなど、顔を合わせる機会のあるグループに参加し、出席しよう。マッカーサー基金のエイジング研究によれば、これは長寿につながる2大要因のひとつだ（なお、もうひとつは友達を訪ねる頻度である）。

・抑圧された怒り、憤りとさよならをしよう。つまり、他人のことも自分のことも許す練習をしよう。この練習は車に給油するのと同じくらいの頻度で行う。やり方にはさまざまあるが、自分に合った方法を見つけるようにする。たとえば、自分に向かってこのように話しかけるのはどうだろう。**まったくあいつは最低なやつだが、あいつへの怒りで私の貴重な人生をこれ以上、無駄にしてたまるものか**。そう、許すといっても相手の行為を大目に見る必要はなく、単に自分が囚《とら》われていた怒りを手放すだけでもよいのである。

・毎日、感謝することはないかと探してみよう。陳腐に聞こえるかもしれないが、これには、本当に効果がある。感謝することをリストにしてもよいし、考える時間をもつだけでもよい。どちらの方法でも、心が軽くなり、楽天的になることができる。

・人を褒めるよう努めてみよう。これには抵抗を感じるかもしれないが、自分の良いところに誰かが気づき、伝えてくれたらどれほど嬉しいか、考えてみてほしい。そうした思いやりを自分の方からも人に示せば、褒めた側のあなたも同じように良い気分になる。

・何かの精神的な活動に取り組んでみよう。個人的なものでも団体活動でもよい。組織化された宗教である必要はない。ちょっとした枠組みの中で、人間の抱く大きな疑問、絶対的な真理、不確実性、可能性、そして希望について考え、分かち合えるとよいだろう。自分に合った団体を見つけることが鍵となるが、この種のつながりを見出せれば、啓発の機会に恵まれるようになり、人生のさまざまな面が心温まる

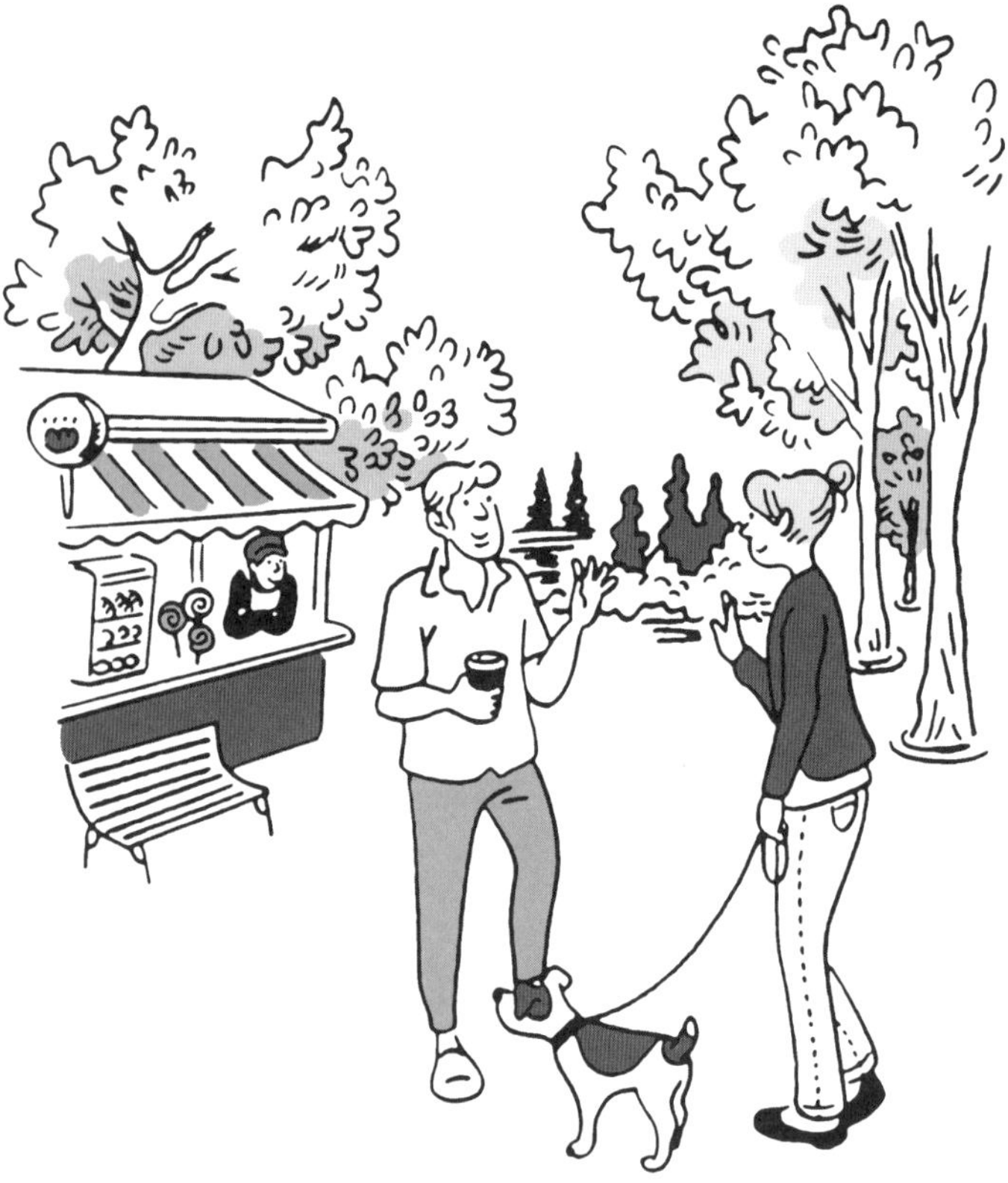

ものに変わる。

・自然の中に散歩に行こう。ひとりで行っても友達と一緒でもよい（できれば、犬を飼うのもおすすめなので、犬と一緒に行けるとよい）。

・ひとりで悩まないようにしよう。これは**重要なポイント**だ。もちろん、誰と一緒に悩むのかは慎重に選ぶ必要がある。だが、適切な人と一緒に悩めば、悩みはすぐに問題解決のチャンスになる。場合によっては悩みを手放し、ともに笑い合うチャンスにもなる。

・ニュースを見て動揺したり、怒ったりしやすいなら、ニュースに触れる時間を最小限にしよう。ただし、見ていた方が世界とつながっている感じがするなら、見るのはやめないでおこう。

・お墓参りに行こう。愛する人が埋葬されていてもそうでなくても、墓地を散策することにより、何か特別な呪文のような効果が得られることがある。畏敬の念に満ちた静かな心持ちになり、妙な話ではあるが、元気を取り戻せることも多い。

・あなたが何と闘っているにせよ、より良くなることを目指してこんなにも頑張っている自分をねぎらってみよう。言い換えれば、自分の向上心との間につながりをもつようにして、向上のために励んでいる自分を褒めてあげよう。

・自分にとって大事な存在とつながりをもつようにし、それを心のよりどころにして日々意識しつつ、過ごすようにしよう。たとえば、実在する憧れの人が見つかると毎日を楽しく過ごせるようになる。

・自分の先祖のことを知ってみよう。過去帳を調べてみてもよいし、年長の親戚に話を聞いてもよい。話を聞けば、その親戚ともつながれるのでよりいっそう良い効果がある。

・これも同じようなことだが、親戚以外のお年寄りに、これまでの人生を詳しく聞いてみよう。これは、素晴らしい小説を読んでいるかのような体験になる。

・可能であれば、地元の消防署を訪れて消防隊員に仕事のことを聞いてみよう。消防隊員は話し好きで、つながる相手として素晴らしい存在になることが多い。

・木登りをして10分以上、枝に座って過ごしてみよう。なかなかない視点から世界を見ることができる。ひょっとすると最後にこの視点から眺めたのは10歳だったという人もいるかもしれない。木がなかったり、木登りができなかったりする場合は、街の広場の中央に座ったり、人通りの多い散歩道のベンチに腰掛けたりしてみる。ただ観察するだけの時間をもってみると、通りすぎる人や物事に驚きを感じられるだろう。必ずしも別の個人とつながることにはならないが、行きすぎる人間模様とつながりをもつことができる。

・夢を紡ぐ人とつながり、夢を壊す人を避けよう。皮肉を言う人は面白く楽しいかもしれないが、あなたから希望を奪いがちである。皮肉屋というのは、かのオスカー・ワイルド*が述べたとおり「どんな物の値段もわかっているのに何の価値もわからない人」である。

・子ども（または自分）に対して、自分自身が与えられないものを与えてくれる人を常に探すようにしてみよう。

・カリスマ的なメンターを探すようにしてみよう。ADHD／VASTの子どもにもっとも大きな違いをもたらすのは、成績や学習習慣でも、学区やIQでもなく、カリスマ的なメンターの存在だ、ということが多くの研究でわかっている。先生やコーチ、家族ぐるみの友人など、理解を示したうえで鼓舞してくれる人を見つけられると、本当に可能性は無限大になる。

＊訳注：オスカー・ワイルドは19世紀末に活躍したアイルランド出身の詩人、作家。

第 5 章

最適な課題を見つける

私たちＡＤＨＤやＶＡＳＴの人のほとんどは、生まれながらにして創造的であり独創的である。通常とは違う角度から物事を考え、何かを構築・発展・創造したいという衝動を感じ続けている。その対象は、あらゆるものに及ぶ。ビジネスだったり、ボートだったり、本だったり、橋の欄干だったりとさまざまだ。**何かを創出したい**というウズウズした気持ちがあふれているようなものである。

そのウズウズを解消させないでいると、落ち着かなくなったり、落ち込んだり、やる気がなくなったり、どうしていいかわからなくなったりすることが多い。そして自分の創造力に釣り合わないものにエネルギーを注いでいると、興味を失ってしまいがちになる。前にも言ったとおり、退屈というものが私たちの力を吸い取ってしまうのだ。豊かな創造性を活かせず、また自分が持っていない技術が要求されるような仕事に就いていると、私たちは行き詰まってしまい、ほかの人よりも強く敗北感にさいなまれる。しかし、いったん創造性を発揮できる、自分にとって**最適**な対象を見つけられれば、すなわち没頭できる物事を見出せれば、**あら不思議**、私たちはクリスマス・ツリーのように輝くのである。

ではあなたにとってその対象とは何だろう。あなたの子どもにとって、それはどのような手段であり、舞台であり、方法なのだろう。いったい何が、最適な課題となるのであろうか。

スーパーパワーを活用する

対となる真逆の性質を持ち合わせる、つまり長所があれば短所に見える面も備えているADHD／VASTの人々というのは、行動科学の観点から見てみると特異な存在である。その事実が認められてこなかったことこそ、ADHD／VASTの長所がこれほどまでに長く無視されてきた大きな原因だ。医師は病的な状態を探そうとし、問題行動に注目しがちである。つまり、長所の方は無視されてしまうことが多いのである。

もちろん、ADHD／VASTの人々の大部分が**本当に**苦手とすることもいくつかある。それに対して、当人は常に鼻が利かない状態になっている。しかしその一方で通常、本当に並外れた力を発揮できる活動というのもひとつふたつある。または、その可能性を秘めているものである。だから、著者たちの治療現場ではそこを標的にして、長所に基づいたアプローチを行っている。つまり、できないことを治療するのではなく、才能を明らかにするための手伝いをしているわけだ。もっと情熱的な言い方をするなら、治療現場ではスーパーパワーを見つける手助けをしていることになる。

そうして長所を伸ばす方向で、幸運にも結果を出す人々がいるのだ。きっかけが次々につながって、スーパーパワーを見出せるようになるケースがある。そのひとつとして、ここでアレンという男性の事例について考えてみよう。アレンは高校生のとき、デート資金欲しさに夏季アルバイトをしたいと思っていたのだが、彼には必要な履歴書を最後まで書き上げる根気がなかった。これはアレンだけではなく、私たちＡＤＨＤの人々に見られる本当に困った傾向である。しかし、幸運なことに彼にチャンスが降ってきた。というのも、アレンの地元にあるカーペット・クリーニング店の電話番号が、彼の家の電話番号と1桁違うだけだったので、そのクリーニング店への間違い電話がたくさんかかってきていたのだった。間違い電話がたくさんある状況など、わずらわしく感じる人がほとんどだろうが、アレンの場合にはそうではなかった。彼は心をときめかせた。そのときわずか14歳だったにもかかわらず、そこに商機を見出したのである。間違い電話がかかってくると、アレンはそれに応答し、自分が出せる一番熱心で魅力的な声でこう言った。「こちらは、おかけになったカーペット・クリーニング店ではございませんが、当店ではより美しい仕上がりのクリーニングサービスを、いっそうお得にご利用いただけます」。アレンは、そこにチャンスを見出す人などまずいないようなところにチャンスを見出し、生来の才能で自分のものにしたのである。すべてはあっという間に起きた出来事だった。彼は、自分でも気づかないうちにビジネスを始めていた。

ただし、残念ながらアレンは運転できる年齢ではなかったし、いずれにせよ車も手元になかった。だから、彼は車を持っている年上の友人に連絡をとって、年上の友人2人にカーペット・クリーニングの機械をレンタルしてもらうことにした。そして彼らは、間違い電話がきっかけでアレンの申し出を受け入れてくれた人々の家に出向いたのである。すると、すぐに皆で毎週末、400～700ドルを手に入れられるようになった。これは経費を除外した1975年当時の金額である。

アレンはその後も、ほかの人には見つけられないようなところにチャンスを見つけ続けた。ある日、地元大学の教授の研究室に敷かれているカーペットをクリーニングしていたとき、そこに保管されている機械に目をとめたのである。ADHD／VASTの人々の多くがそうであるように生来好奇心にもあふれていた彼は、これは何のための機械なのかと尋ね、フィルム編集のための古い機械であることを知った。そして、また同じ教授のカーペット・クリーニングに出向いたとき、その機械を掃除している人を見つけ、掃除方法を見学していてもよいかと尋ねたのだ。そうして機械が分解され、レンズが掃除され、再度組み立てられるまでの流れがとてもシンプルなものであることを理解したアレンは、今度はフィルム機械の清掃事業にも乗り出してみよう、と心を決めた。このようにして好奇心をきっかけに（それだけではなく技術も身を助けたが――彼はライバルよりも150ドル安い価格でしっかり仕事をした）、アレンは地元の映画製作会社から清掃作業を請け負うまでになったのである。結果として、有名シェフのジュリア・チャイルド氏やボストン・セルティックス*の有名選手ラリー・バード氏など、ボストンの数々の著名人と知り合うことにもなった。

それだけにはとどまらず、さらに想像できないような展開がアレンを待ち受けていた。その頃、マサチューセッツ州の知事が新居として検討していた家があり、その家に使われているアスベストを除去する必要があったのだが、その除去作業を不動産仲介業者がアレンに依頼してきたのである。アレンであれば、対象が何であれ、掃除方法について知識があるだろうと思われていたからだった。「それについては知らない」（これが真実だっただろう）という返事をする代わりに、アレンは3日間のアスベスト除去コースを受講した。そして、彼は高校2年と3年の間の夏休みにアスベスト除去会社から作業を請け負う形で、州知事が購入予定の家からアスベストを除去することになったのである。

アレンはどんなに普通でない仕事に対しても熱心に取り組み、その「やればできる」「何とかする」という精神に周囲の人々は魅了されてしまうようだった。彼はその後もすぐに履歴書に書けるスキルを増やしていくことになった。犬のトリミングサービスを提供している家族に出会うと、その手伝いをするようになったのである。そして犬のトリミングを通じて郊外に住む裕福な人々と多く知り合うようになると、今度はそうした人々の中に家事手伝いをする語学学習者を受け入れている家庭があり、毎年夏にそこへやって来る新しい入居者のツアー・ガイドとしてアレンは雇われるようになったのだった。

現在、アレンは50代を迎え、アスベスト除去分野で成功を収めたビジネスマンになっている。しかし、今も彼の好奇心と機敏さは往年のままであり、最近もホコリの出ない大型ごみ容器で初めての特許を取得している。

アレンに備わっていたスーパーパワーが、アレンの問題を解決することになったのだった。彼の抱えている問題によって、学習上では課題があったにもかかわらず、興味深い人々に出会って物事の仕組みを学んでいく限り、彼ほどチャンスを上手く捕まえる人もそうはいないほどの結末になったのである。

スーパーパワーというのは、このように起業家精神を発揮し続けるうちに見出されてくることもあるのだが、たった一度の特別な影響力、いわば「雷に打たれた」という表現が一番似合う体験から見出されることもある。この例としては、アイビー・リーグのひとつに数えられる、ある大学の教授の逸話がある。彼はＡＤＨＤとまでは診断されないが、ＶＡＳＴ特性があるであろう人物である。彼の話によれば、大学生の頃には、何ひとつ興味をもてることが見つからなかったのだという。だから退学して、好きなスキーばかりやっていたいと真剣に考えていたのだそうだ。

そしてもう荷造りをして、その小さな大学を離れる準備もできた頃、彼は知り合いの女子の誘いを受けて物理の講義に出席した。物理など彼にとっては何の興味もないことだった。科学は基本、退屈だったし、とりわけスキーと比べればつまらないものだった。しかし、誘ってくれた女子のことは好きだったので、退学する前にこの講義だけは最後に出ておこうかと思ったのである。

その物理の講義が始まるやいなや、彼は彼女といることなどすっかり忘れ、講義の内容に夢中になった。このたった1回の講義が、それまで何も知らなかったこの分野に対する興味と好奇心、そして彼が生まれながらに備えていた輝き――スーパーパワーだ――を解き放ったのである。そうして彼はその分野の第一人者となったのであった。

こうした雷に打たれるような経験をするのも、それほど珍しい話ではないのである。ＡＤＨＤやＶＡＳＴの特性をもつ人々は、急激に恋に落ちる。その対象は人だけには限らず、学科やプロジェクトだったり、お買い得商品や、何かの計画だったりする。電光石火、意識する間もなく、気づけばそれまで困り果て孤独だったことも忘れている。それが何であれ、注意を引かれるものに出会い、それに没頭してしまっているからである。

とはいえ、このようにスーパーパワーを見出すためには、いろいろと考える努力が必要になることも多い。課題に立ち向かい、試行錯誤することが求められる場合もあるだろう。

＊訳注：ボストン・セルティックスは全米プロバスケットボール協会に属するバスケットチームのひとつ。

長所を査定する

というわけで、ＡＤＨＤやＶＡＳＴの人には課題が必要になるのである。また、前述したように退屈してしまうと力を吸い取られることにもなる。だから厄介なのは、単に課題を見つければよいわけでもないということだ。言ってしまえば、穴を掘って埋めることだって課題だが、そうではなく、**適切**な課題を見つける必要がある。これを自分にとって**最適な課題**と呼ぶことにしよう。この最適な課題を正確に見極めるためには、自分の長所、得意なことについて、実際的な棚卸しをするというのがひとつの前向きな方法である。

手始めに簡単な方法として、まずは次ページからの質問に答えてみよう。子どもの場合なら一緒に座ってやり、大人の場合にも配偶者など、自分以外の大人と一緒に行おう（この作業は誰かとともにやるのが一番効果的なのである。そうすると対話できるので、より創造的でのびのびとした、面白く、深い答えが得られる）。質問を出す側になってくれる人には回答も書きとめてもらおう。この回答は保存必須の重要文書になる。さて、質問は次のとおりである。

❶ 得意なことを3～4個挙げてみてください
❷ 好きなことを3～4個挙げてみてください
❸ これまでで特にほめられた活動や達成したことを3～4個挙げてみてください
❹ 大切な目標を3～4個挙げてみてください
❺ もっと上達したいことを3～4個挙げてみてください
❻ 人にはほめられるけれど、自分にとっては当たり前だと思うことは何ですか
❼ ほかの人には大変だけれど、自分にとっては簡単なことがあれば教えてください
❽ とても苦手なのに、長い時間を費やしていることは何ですか
❾ 自分の時間をもっと有意義なものにするため、先生や上司に何をしてほしいですか
❿ 自分のここを理解してくれない、と先生や上司に遠慮なく言えるとしたら何を言いますか

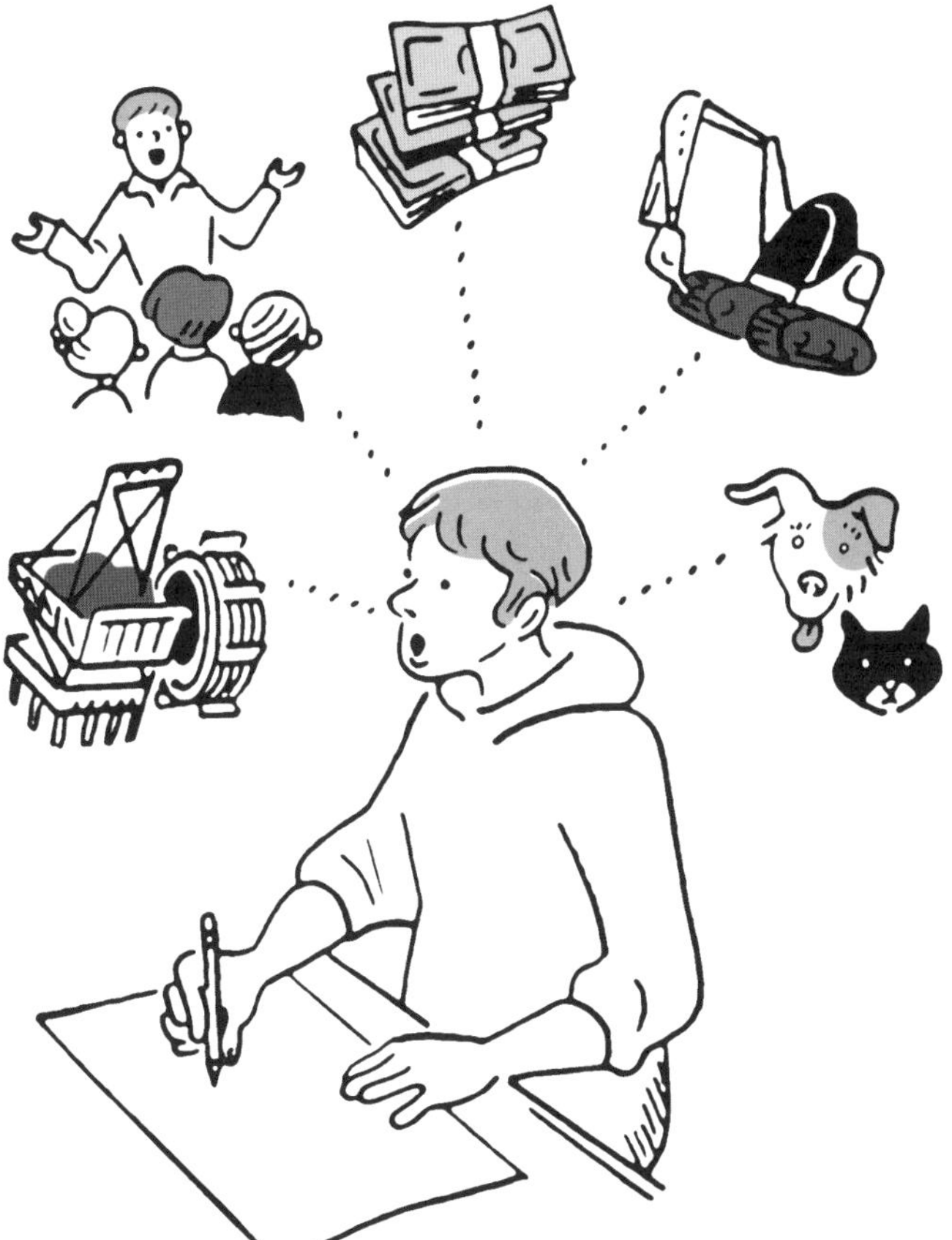

これら10個の質問に答えるとたくさんのことがわかる。その貴重な情報があれば、子どもの教師や自分の雇用者に対し、もっと建設的な形で、より良い学習・就労環境に向けた話し合いができる。

あなたがＡＤＨＤ／ＶＡＳＴ特性の子どもの親なら、この簡単なアセスメントの結果を子どもの学校に持ち込んでみよう。特性のある子どもはほとんどの場合、ネガティブなコメントや思わしくない成績ばかりをもらっている。学校に記録される情報として、ポジティブな内容を付け加えるのは良いことだ。恐竜でも植物でも、運動でも馬でも、テレビゲームでも、子どもが何に関心をもっているのか知っておくのは、教師にとっても大事なことである。知っておけば、子どもが興味を保てるような課外活動を思いついてくれる可能性がある。これは極めて重要なことだ。なぜなら、注意力に課題のある子どもが学校で上手くやれないのは、主に退屈しているからであり、学校の勉強をどうでもいいと思っていると教師に受け取られているのも、そのせいだからである。子どもが興味をもっている事柄を教師が授業に組み込んでくれるなら（あるいは課外時間にその道を極めることを許してくれるだけでも）、子どもは学校に対して、それまでにないレベルで関心を抱く可能性が高い。そうなれば、ポジティブなフィードバックの循環が生み出される。つまり、子どもが授業に関心を寄せて注意力をもって臨むようになれば、何か疑わしい点が出てきても教師が最悪の事態を想定せず、不注意な言動にも反射的に対応せず、好意的に解釈してくれやすくなる。先のささやかな長所アセスメントで明らかになったプロフィールが学校の書類に追記されれば、子どもの興味や興味の欠落について疑問が出てきたときに、今の担任以外の先生や専門家、学校管理者からも、以後何年にもわたって参照されることになる。

大人の場合、この長所アセスメントをきっかけとして新しい仕事を探したり、現在の仕事を見直したりすることができる。その際の指針としては、本当に好きなことの集合と、本当に得意なことの集合、そして自分がやるとお金をもらえることの集合の3つが重なっている部分に、勤務時間の大半を使えるようにすべきである。自分の考えをまとめ、3つの集合が重複する部分を見つけるために、先の長所アセスメントを役立てられる。この重複部分が、就業時間のできるだけ多くを使うべき特別なゾーンなのだ。なぜなら、そここそが最大の成果を挙げられる分野であり、もっとも幸せを感じながら仕事のできる分野だからである。

斬新《ざんしん》な手法で長所を理解する

これまでの作業で自分の長所について意識することができたなら、それでもう次のテストを受ける準備も万端である。この先で紹介するテストはコルベ・インデックスというもので、聞いたことがない人もいるかもしれないが、そんな人にとっても特別にパワフルなテストなのである。

自分に備わっていると常々思っているが、はっきりと名前を付けにくい長所、それを知ってみたいなら、このコルベ・インデックスを受けてみよう。ほかの人にとっては簡単にできる事柄なのに自分には到底できそうにもない作業があるのはなぜか、それを知ってみたい場合もこのテストを受けるとよい。また、自分が仕事をすべき分野、作業時間の大半を費やすべき「スイート・スポット」はどこなのかを知りたいと思っている場合にも、このテストを受けてみるとよいだろう。

このテスト、コルベ・インデックスは、才気あふれる大胆な先駆者、キャシー・コルベによって開発された。キャシーはこの種のテスト開発作業を身近に感じられる環境で育った。というのも、彼女の父はワンダーリック人事テスト（現在はワンダーリック現代認知能力テストとして知られる）の開発者だったからである。ワンダーリックのテストは、ＮＦＬに入団する新人選手なら全員受けるものである。とはいえ、キャシーが自分の頭脳をこの分野につぎ込むようになったのは、ノースウェスタン大学を卒業してからだった。彼女は、才能のある人が生産性や創造性を伸ばせずにいるとき、その理由はどこにあるのかを解き明かそうとしたのである。ＩＱテストなどの診断からでは、人の努力の仕方がどのように決定されるのかが上手くつかめない、と彼女は考えた。だから、彼女はアセスメント・ツールの開発に着手したのである。それは私たち一人ひとりが生まれつき独自に備えている、努力と行動の仕方を明らかにするアセスメント・ツールであった。このツールからは、彼女の説明によれば、人の**コナティブ・スタイル**が明らかになるという。**コナティブ**（**Conative**）とは、ラテン語で「努力」

を意味する**コナタス**（**Conatus**）から派生した言葉であり、辞書で「コネーション（Conation）」を調べると「ある行動をするための目的、欲求、意思を司る心的《しんてき》能力、意志の働き」と定義されている。

これこそ、キャシーが調査し、査定したかったものだった。結局、もっとも重要で、かつ、行動につながる長所は何か、ということが焦点になるからである。実際的な観点から見てみると、IQよりもずっと大事になるのは、それとは関連しないコナティブ・スタイルであり、これによって**人が人生で実際に行動すること**が決定される。またもラテン語由来の言葉になるが、キャシーはこれをMO、すなわち私たちの**やり方**（**modus operandi**）と呼んでいる。そうして、この話を私たちADHDの人々の目的に当てはめて考えてみると、**これこそが**自分自身を知るためにもっとも必要なものなのである。だから、本書ではこのテストを受けてみることを強くおすすめする。

キャシーは長年にわたってこのテストの開発と改良を続け、何千という人々に重ねて実施してきた。40年を経た今、このテストは160万人の事例に裏付けられたアセスメントとなっている。

キャシーによる説明も次に紹介しておこう。

あまり普段聞いたことのないような心の部分があり、それは意思決定時の「本能」や「直感」と呼ばれていることもあります。自分には生まれつき持ち前の長所（本能）があること、そしてその長所を使って最高に生産的でストレス・フリーになる方法について、実は私たちは知っているのです。**あなたの中にはすでに、人生からストレスを取り除ける何か**、人間関係を円滑化して職場での付き合いを変えられる何かがあります。長期間にわたりテストの実施を繰り返して信頼性を確かなものにしてきましたが、それを経ても、そうした長所については変わることなく存在することが明らかなのです。

あなたが16歳以上なら、コルベＡインデックスを受けてみよう。10〜16歳なら、コルベＹインデックス*を探してみよう。どちらも商標登録されており、短時間で簡単に受けられる36問のアセスメントである。これらの質問に対して不正解というものは存在しない。回答すると、0〜10までの4つの数値からなるスコアが算出される。この4つの数値が、4つの行動領域におけるあなたの内なる能力を表しており、そのそれぞれに事実発見者（Fact Finder）、業務遂行《すいこう》（Follow Thru）、迅速着手《じんそく》（Quick Start）、実施者（Implementor）という呼び名がついている。

これらの数値のもつ意味合いについて、事例を使って紹介していこう。ハロウェル医師のコルベ・インデックスのスコアは、5・3・9・2である。この結果を詳しく見ていくことにする。

ハロウェル医師の事実発見者傾向のスコアは5であった。これは生まれつき情報を収集、共有する傾向がどうあるのかを示すスコアである。5というのはちょうど真ん中の数値であり、ここに該当している人は**妥協型**（**accommodator**）と呼ばれる。これはつまり、すべての事実を手に入れようとする傾向もあれば、**一方で**要約だけですまそうとする傾向もあり、いつもそのどちらかであろうとすると、ストレスを感じすぎる人ということだ。ADHD／VASTの人では、事実発見者の傾向は低いことが多い（低くても悪いわけではなく、コルベ・インデックスに悪いスコアというのは存在しない）。これはＡＤＨＤ／ＶＡＳＴの人々の生来持ち合わせている才能が、詳細を掘り下げる力というよりは、ずばり要点のみを言う能力や、情報をまとめる力だからである。

続いて、ハロウェル医師の業務遂行のスコアは3である。これは、物事の整理、処理の必要がある際の取り組み方が生まれつきどうなのかを示している。3というのは業務遂行分野において、厳密に言えば「抵抗性」をもっていることを示し、これはＡＤＨＤ／ＶＡＳＴの人には典型的に見られるスコアである。つまり、ＡＤＨＤ／ＶＡＳＴの人々は問題に対処する際、事前に方策を立てるのでなく、近道して解決策を生み出そうとするのである。

そして、ハロウェル医師の迅速着手のスコアは9である。これはリスクや不確実性に対して、どう取り組むかを示している。迅速着手が9というのは、この方面について「執拗性」があるということであり、これはＡＤＨＤ／ＶＡＳＴの多くの人と似た結果である。ＡＤＨＤ／ＶＡＳＴの人は事前に状況を調べず、飛び込んでいく。撃て、狙え、構え、の順序になるのである。

最後に、ハロウェル医師の実施者傾向のスコアは2であった。これは、生まれつき実践的な作業・空間の管理について、どう取り組むかを示している。2というのは、住居・職場の空間に対して、アレンジしたり物理的に保護したりするより、**思い描こうとする**傾向のある人だということを示唆している。これに関しては、ADHD／VASTの人では逆の方向に振り切れたスコアになることが多い。作業時には動き回って活動を生み出し、問題への自分なりの物理的解決法を生み出すことを必要としているためだ。

こうしたスコアリング・システムの詳細については、キャシーのウェブサイトで詳しく説明されている。それを参照すれば自分がどこに位置しているのかがわかり、どこに自分のエネルギーを集中させればよいかもわかってくる。価値あるものは何でもそうだが、有益な成果を得ようとすれば手間をかける必要がある。ちょっとしたトリックを使って何とかするわけにはいかない。だが30分～1時間の手間をかければ、得られるものはとても多いだろう。結果の数値に秘められた謎を解き明かせば、自分自身について遥かに深く、有意義に理解できる。

本章に載せた簡易的な質問群に答えたり、このコルベ・インデックスを受けて自分のMOについて学んだりすると、長所を見極められる。そこまでくれば、自分にとって最適な課題を発見するという、素敵な結果を得られる日も、そう遠くはないはずだ。

＊注：これらは有料のテストであり、Kolbe.com/TakeAおよびKolbe.com/TakeYで見つけることができる。より詳細なコルベテストとして、コルベ・OPギグ・キャリア・プログラム（OPgig.com）というものもあり、こちらは適職を見極めるのに役立つ。

支援を受けずに難しすぎる方を選ぶ傾向
（自己破壊的行為の理由）

ADHDの私たちにはおかしな傾向がある。私たちは、ほかの人なら避けて通るようなことを求めてしまう。問題を好み、困難を**必要**としているのだ。これはなぜかといえば、簡単なものだと退屈してしまうからである。激しい挑戦、という刺激が私たちには必要なのだ。だが、これまでにも述べたように、挑戦するという目的のためだけに挑戦をしていると、良くて何も生み出さず、悪ければ自己破壊的な結果になってしまう。ある患者（ここではジョンと呼ぼう）は、このことについて次のように語っている。

私を駆り立てるものは、残念なことに私を幸せにはしないんです。私の脳は不可能なほど困難なプロジェクトに取り組むことをいつだって必要としている、といえば説明になるでしょうか。もし取り組まなければ、退屈して、そわそわしてしまう。妻にも言うんですが、私を1週間ビーチに軟禁して無理やりくつろがせて、iPhoneもペンも紙も取り上げたとしたら、おそらく30分後には自分の血でTo-Doリストや仕事のアイデアを書き始めると思います。でも、それが私を「幸せ」にするわけでもないんです。そんなことは大変だし、ストレスでいっぱいにもなります。だから、これはどうしようもない、ジレンマのようなものなんです。

結局、私は自分を駆り立てる対象に取り組む、つまり、起きている間ずっと集中的に問題を解決し続けているか、そうでなければ退屈で、不安で、何をしていいのかわからない状態でいるかのどちらかなんです。

このジョンのような話がよく聞かれるのである。運命にも、お金にも、物質的な利益にも関係のない理由で、ほとんど不可能なことを達成するために大胆にもすべてを捧げるという勇敢なストーリーである。このような自己破壊的な物語へ追い立てるものの正体は何かというと、とてつもない困難を乗り越えることを**求める**本能的な感性なのである。

このような状態になるのは、ＡＤＨＤ／ＶＡＳＴの人々に諦めるという性質がないためである。何かに執着することは、それが生産的で自分を幸福にし、人生を向上させるなら、素晴らしいことである。しかし、単に執着するためだけに執着していると、それはいわゆるシーシュポスの神話の重労働――毎日大きな岩を丘の上まで運び上げようとするがゴール直前に岩が下へ転がり落ち、次の日また運ばなければならないという、終わりのない無益な作業――になってしまう。ジョンのような人々は、ある意味、失敗を繰り返すプロセスを楽しんでいるようにすら見える。まるで、人生に疑いようなくある厳しい真実とは、苦痛、苦悩、失敗の中に見つけるものだ、とでもいうように。このような人にとって勝利とは、何であれ取り組みを続ける、その中に見出されているのだ。

そのようにして、取り組む対象を作り出そうとするので、ＡＤＨＤ／ＶＡＳＴ傾向の人は通常、手助けを拒《こば》むのである。もちろんこの特性には良い側面もあって、それは、同調しない気質と呼ばれている。またこれに加えて、くだけた言い方をしてみれば、注意力に欠けている私たちには、やたらと鋭い探知器がついているというという傾向もある。私たちはおそらく、人間の過ちの中で偽善というものをもっとも嫌っており、だからそれを遥か遠くからでも嗅ぎ分けるのだ。なので私たちはカルト教団などには参加しない。これは助けを拒む性質の明白な長所である。

だが、何ごとも行きすぎると逆効果になるものだ。助けを拒んでいると、教育やキャリア、健康、人間関係が妨げられるおそれもある。前述したように「助けられて成功するくらいなら自分のやり方で失敗する」などと言い放っているのは、若者や大人にとって普通のことではない。ある患者（グレッグと呼ぼう）は、自分の小規模ビジネスが（苦境にあるというのに）支援を受けることに抵抗してしまう自分の傾向について、ハロウェル医師と会話する中でこう説明してくれた。

Greg　それは単に、私がそんな人だからです。誰かに依存しないような人間だから。いつだって私はそんな感じなんですよ。

Dr.　そうはいっても、こちらではあなたをコーチと引き合わせることだってできるんですよ。コーチがつけば、スケジュールや優先順位の細かいところについて助けてもらえます。そのような点が上手くいかない原因になっているのだから、支援を受けてみてはどうでしょう。

Greg　でもそうすると、これまでの成功してきた私ではなくなってしまう。それでは、私とコーチによる成功になってしまうではないですか。

Dr.　ですがね、成功というのはたいがい、そういうものではないでしょうか。私だってメディカルスクールの先生の助けがなければ医者にはなれなかったし、新米の頃には先輩医師からの助けも欠かせませんでしたよ。

Greg　それとこれとは話が違いますよ。私の場合は自分で集客をしていますし、自分で店を切り盛りしていくわけです。メディカルスクールのようなものではないんです。

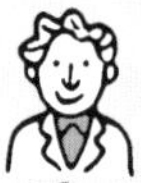

Dr.

小企業を営むことだって、どう見てもメディカルスクールと同じくらい複雑か、それ以上のことに思えますがね。支援されるのがそんなに苦手なのはなぜなんでしょう。

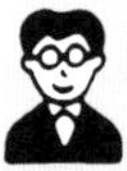

Greg

わかりません。でも苦手なんです。前に先生が薬物療法を試してみましょうかと言い始めたときも、まったく同じような話になりましたね。私は自力でやりたいだけなんです。人生を自分のやり方で歩みたい。思ったままにやりたいだけなんです。

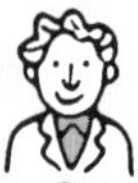

Dr.

そうなんでしょうけれども、そのやり方だとどれほど自己破壊的になってしまうか、という点を、私としてはわかってもらいたいのです。特に現代社会では、たったひとりでやっていける人は**誰もいない**。自給自足できるような人は**誰もいない**んです。**誰もが**互いに頼り合ってやっている。だから、現実的に考えれば人生の目標は、自分ひとりでやっていくことではない。そうではなく、**効果的に独り立ちしている状態**になることなんです。ということは、与えるのと同じ分だけ、受け取ることもできなくてはなりません。そういうのが上手い経営のやり方ではないのでしょうか。あなたはなぜそんなに苦手なことに時間を使ってしまっているんでしょう。人を雇ってやってもらえば、自分の得意なことをしていられるんですよ。

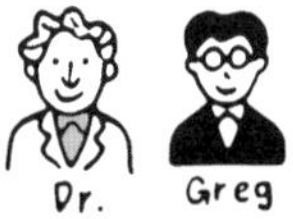

そういうの、本当に気性に合わないんですよね。

そうなんですね。その気性であなた自身が潰れてしまわないかと私としては思うのですが。大成功をつかめそうなのに、気性のせいでつかめなくなってしまいそうではないですか。あなたには水産業界で大成する才能がある。そう言ってくれる人が、あなたの事業を知る人々の中にも大勢いるじゃないですか。あなたには起業家としての競争力があるわけです。だったらそれを活かせるようにしましょうよ。助けを拒否して、つかめるはずの成功を遠ざけないようにしましょうよ。

このような会話を私たち著者2人は、患者との間で幾度となく経験してきている。

そこから考えるに、助けを拒《こば》む傾向は、ＡＤＨＤと診断されてもその先へ進めない場合の唯一かつ最大の原因になっていると思われる。だからこそ自分にとって最適な課題を見つけ出すことが重要になるのである。ジョンやグレッグをはじめ、あまりにも多くの人々の経験から明白であるように、間違った課題に取り組んでしまうと、何年も何十年も馬鹿みたいにイライラしながら不可能なことを追いかけることになりかねない（なお、これと同様の原則が夫婦間などの人間関係にも当てはまる）。

本章に掲載した10項目の評価アセスメントやコルベ・インデックスに答えて、長所を評価できたなら、自分の得意なことと好きなことの重複する部分がどこなのかもよくわかったのではないだろうか。あなたにとって最適な課題がいったい何であるのかを本書で教えることはできない。それはあなただけが備えている独自の才能の話だからである。しかし、その才能を見極めた後で、それを育てる豊かな環境を整える方法であれば、本書でも**教えられる**。次の章では、その方法について取り上げていくことにしよう。

第6章

素敵な環境を作り出す

今ＡＤＨＤという名称で呼ばれるものが規定された頃から、その原因のうちどれだけが環境に由来しており、環境を変えるとどれだけの改善が見られるかについては、さまざまに考えられてきた。１９３７年、今でいうＡＤＨＤ症状のある子どもの治療で初めてアンフェタミンを投与したチャールズ・ブラッドレー医師は、環境工学に関しても指針を述べている。ブラッドレー医師は薬物療法だけにはとどまらず、照明を調整したり、スタッフの服装に関する実験を行ったりもした。そうした試みはどれも、環境のさまざまな変化が患者に及ぼし得る影響を見極めるものだった。

現在ではＡＤＨＤに加えてＶＡＳＴ特性も存在するようになっているわけだが、厳密に言うと薬物療法の対象となるのはＡＤＨＤと診断された人に限られる。そうなると、より重要になってくるのが次のような点である。すなわち、注意力に課題のある人にとって最高の環境を形成する要素とは何なのか、どのような状況であれば素敵な環境といえるのか、その素敵な環境ではどの程度の違いが生み出されるのか、ということである。

環境の影響

その答えは、簡単に言ってしまえば「環境の影響は絶大である」というものだ。現在あらゆる種類の研究で、環境には遺伝子の「発現」方法を変える力があることが示されている。ここでいう環境には、食習慣をはじめ、毒性物質への曝露《ばくろ》や、慢性的ストレスといった多くの因子が含まれている。つまり一般的な言葉で説明するなら、たとえ遺伝的にかかりやすい病気があっても、実際にその病気になるかどうかは生き方次第、ということになる。言い換えれば、環境は強力な気付け薬のようなものであり、それが良い方にも悪い方にも作用するということだ。

だから、大人になってがらりと環境が変わってから、初めて自分のADHDに気づく人も大勢いる。たとえば、出産や養子縁組で初めて子どもを迎えることになった女性は、物事をやりくりする力を発揮するよう求められると同時に、睡眠時間も削られる（出産の場合には身体にも変化がある）。結果としてその女性の環境は、根底からひっくり返されてしまう。子どもを迎える前にはあった落ち着いた環境や秩序が失われ、混乱を感じたり、生産性を感じられなくなったりするのだ。それでもたいていの場合には、ひっくり返った状況を立て直したり、新たな方法で日常に秩序と落ち着きを取り入れたりできるようになる。そして最終的には（特に支援が得られたり、よく眠れたりすると）生産性を感じられたり、心の平静を取り戻せたりする。だがときおり、世間で「マミー・ブレイン」（mommy brain）*とよく言われる、母親にありがちな状態になってしまうことがある。その中にＡＤＨＤが存在している場合があるのだ。このＡＤＨＤは環境が変化して大混乱の日々になったからこそ表出したものである。

また、進学時の変化も同様である。小学校でも、大学や大学院でも環境は変化するし、著者たちが経験したメディカルスクールもそうだった。それまで学業でとても上手くやってきた学生たちが、メディカルスクールに入るとすぐ、さまざまなことを求められるようになる。それに対して学生の脳は、かつて経験したことのない方法で対応しなくてはならなくなる。学習のペースもそれまでにはないほどに速く、消火用ホースで水を飲もうとしているようなもの、と言われるくらいだ。そうした変化にすべてが飲み込まれてしまい、以前には当たり前だった健全で日常に役立つ活動、睡眠、栄養、定期的な運動などを維持するのが難しくなる。もちろん、先に述べた新米の母親の例のように、自分を立て直せることもある。だが、そうは上手くいかないこともある。その場合、ほどなくして潜在していたADHD症状が現れ、診断が下され、支援を受けることになるのだ。ただし、こうした状況はVASTが生じがちな環境ともいえる。文化面から誘発された精神状態が一度オンになったままでオフに戻れなくなっている状態だ。環境面の健全性が失われたままだと、とりわけそうした状態に陥りやすくなる。

＊訳注：マミー・ブレインとは子どもをもうけた後に脳の働きが鈍るとされる現象のこと。

環境の整え方

環境の中には、明らかに自分ではコントロールできない要素もある。たとえば、新米母親の場合なら、赤ん坊がいつ寝ていつ起きるか、ミルク、抱っこ、おむつ替えがいつ必要になるかは、まったくコントロールできない。学業や仕事上で新しいことに挑むときもそうであり、そうした場合には、状況についていくしかない。だが、環境の中には自分で完全に**コントロールできる**要素もある。そして注意力に問題を抱えている場合、そうした要素をコントロールすることが絶対に必要である。ほかにも人とのつながりや、運動、ストレス軽減など、重要なことはあるのだが（第4章と第7章を参照）、あなたや子どもの環境に関して言うなら、以下の5分野に集中して取り組んでもらえればと思う。それはすなわち、日常生活の構造化*、栄養、睡眠、ポジティブなもので周囲を満たすことであり、適切な支援を受け入れるか、見つけようとすることである。

*訳注：ここでは、何かの活動を行う前に、その活動を行いやすくするために環境を整えることをいう。

日常生活の構造化

構造化というのはADHDやVAST特性のある人にとって、通常、自然にできることではない。学習により構造化に従って生活したり、構造化に前向きになったりすることはあるが、そうならない場合もある。実際、ADHD／VASTの人にとっては、構造などというものはむしろ抵抗したくなる対象である。自由でいて何ごとにも囚《とら》われたくないという気質が、根本にあるからだ。その一方で、構造化を工夫するよりも重要で有用な人生のコツ、というのも、ないに等しい。構造化することで、ボブスレーのコースでいうところの壁ができる。この壁がなければ、凄まじい速度で大惨事に突っ込んでいくしかない。危険を覚悟で突っ切れ、となってしまう。

とはいえ、怖がることもない。構造化はあなたの日常生活においても、すでにいくらか習慣として組み込まれているだろうから、安心してほしい。つまり、たいていの日には歯磨きをしてシャワーを浴びているだろう。きっと「どうぞ」や「ありがとう」くらいは言っているだろう。あるいは、食事のとき膝にナプキンを敷く、食後に食洗機やシンクまで皿を運ぶといった素敵な習慣まであるかもしれない。誰かが、重要なことだよ、と教えてくれて身につくようになった良い習慣の数々、そういうものが、あなたにだってあるはずだ。たとえそうでなくても、今日から始めて遅すぎることはない。ほかにもさまざまな方法で自分のために変化を起こすことができる。

手始めに、ことわざでいうところの低い場所の果実（low-hanging fruit）、つまり簡単に達成できる目標から目指してみるとよい。スケジュールを組む。Ｔｏ－Ｄｏリストを作成する。この2つは昔からある手法だが、これらを使って構造化に努めれば、計画を立てて優先順位を決められるようになる。時間に間に合うことも増え、先延ばしの傾向も減る。スケジュールやＴｏ－Ｄｏリストを書き出すか、入力するだけの単純な作業なのに、これが役立つのだ。それは、抱えているタスクを箇条書きにするたびに、その重要性が神経学的な意味で強化されているからである。

大人であれば、スケジュール作成やリマインダーのためのハードウェア（ノート、付箋、ボイスレコーダー）にも、そのためのソフトウェア（行き先や作業予定を事前通知するアプリやアラーム）にも困ることはないだろう。だから、自分だけの簡単な（または複雑な）システムを作り上げることもできないという言い訳は、まったく成立しない。ただ、そのようにして作成したメモや通知に注意を払えるかどうかは、また別の話である。アラートやリマインダーに気づいたのに、やりかけのことをどうしても終わらせたいからと、アラームをオフにしたことが、あなたにはこれまで何回あっただろうか。そして数時間経ってから、別のことに気を取られて電車に乗り損ねてしまった自分に気づくのである（比喩的にも、また実際にも）。このようなことは「定型発達」の人でも起きる。しかし、ＡＤＨＤの脳ではこれがあまりにもよく起きるのだ。これがあまりにも多いということ自体がＡＤＨＤの代名詞になっていると断言できるほどである。では、そういう場合のコツとしては、何があるだろう。そう、バックアップ用のリマインダーやシステムを用意しておくことだ。パートナーや配偶者から電話や合図をもらうような形をとることでも、タスクを忘れずに実行しやすくなる。

しかし言うまでもないが、やるべきこと**すべて**についてリマインダーを設定しておくわけにもいかない。そんなことをしたら、一日中アラームが鳴り続けることにもなりかねない（そして、そうした状況は別の理由からも好ましくない。電子機器から離れることについてまとめた後述の箇所を参照してほしい）。また、四六時中、自分を注意し続けてくれと誰かに頼むのは、パートナーや配偶者との精神力学においても好ましくない。なので、代わりに小さなことから始めてみよう。ひとつかふたつ、定期的な取り組みやタスクの予定を立てて、それを達成するための構造を築くのだ。自分にぴったりの方法が見つかるまで、模索してみよう。約束が守れたり、雑用がこなせたりするたびに徐々に自分に満足できるようになる。周囲からもポジティブなフィードバックをたくさんもらえるかもしれない。嬉しいフィードバックが返ってくれば、もっとそれが欲しくなる。すると、スケジュールやリストに注意を払い続けようとするモチベーションも上がりやすくなっていく。

ADHD／VAST傾向の子どもがいる場合は、親が子どもに代わってスケジュールを管理したり、ルーティンを設定したりすることもあるだろう。親がアラート、アラーム、リマインダーの役目を果たして、子どもがタスクをこなし続けられるようにする。これはいわゆる過干渉とは違うものだ。子どもに常に付き添って何でも直してやったり、問題を解決してやったりする必要はない。そうではなく、ピンボール台でいうところの緩衝パーツのような役割を果たすと考えるとよい。子どもからのエネルギーやとっぴなアイデアを受け止めて、それを少しだけ抑制の利いた形として維持する構造の役目をするのである。簡単に考えてみよう。子どもというのは皆、責任者が誰なのかがわかっているときに実力をより発揮するものだ。自分が責任者でないとわかると、安心感や秩序ある感覚を得られるのである。同じことは大人にもある程度言える。たとえば、職場で指揮系統がはっきりしていると、方向性を見出せるし、とりわけADHDの社員にとっては大きな助けになる。

つまり、子どもの過ごす時間を定期的ではっきり予測のできる形にすることが大切だ、と強調したいのである。そしてまたそれと同じくらい大事なのが、子どもの毎日に構造を決めず制約なく遊べる時間を設けることだ。走り回り、動き回り、想像を巡らせ、創り出す。子どもにとってはそれが仕事である。そしてこのような発散と創造の時間は、ADHD／VASTの脳にとって何よりも必要なものである。

環境は自分で整えるものだ、という責任感を子どもが抱くようになるのは、いつからなのだろう。それを見極めるのは難しい。そうなる年齢は子どもによってまちまちだ。だから、子どもに何かの管理権限を任せようとするときには、徐々に進めていくのがよい。そうすれば、子どもがひとつひとつの新しい責任について準備できているかどうか、見定めることができる。

ただし、ここで注意しておいてほしい。大人と同様に子どもの場合でも、電子機器が環境の構築や維持に役立つことがあるというのは否めないのであるが、インターネットやSNSのブラウジングばかりしている状態にはならないよう、注意が必要である。入力したり、画面をスワイプしたりするだけで、さまざまなトピックを次から次に見られるという状態は、刺激（光、色、画像、そしてアイデア）の麻薬を打つようなことになってしまいかねない。それはもちろん、退屈を嫌う私たちの脳にとっては慰めにもなるわけだが、そうは言っても、要注意である。

インターネットの渦に巻き込まれやすくなっている、との気づきは、それこそが衝動をコントロールし始めるきっかけとなる。ただ、気がついたことをそのままにせず、何か行動を起こすようにしよう。大人であれば、毎日数時間は電子機器をオフにして脇に置いておき、画面を見る時間を制限してみるとよい（それを家族の決まりにすると簡単に実行しやすくなる）。もちろん、寝るときには画面を見られない状態にしておく。仕事上で「呼び出し」に応えるような必要がないのなら、スマホやタブレットは夜間に別の部屋で充電するようにするとよいだろう。

ＡＤＨＤ／ＶＡＳＴ傾向の子どもがいる場合、子どもから懇願《こんがん》されても親が抵抗できる限りは、画面を見られる時間を定期的には設けない方がよい。いったん根負けして子どもに自分用スマホなどを与えてしまうと、そこから元の状態に戻すことはほとんど不可能だ。子どもが毎日の自分のスケジュールに対してより責任をもてるようになる時期と同様、子どもにスマホなどを持たせてよい時期というのも、それぞれの家でまちまちである。しかし、そのときがいつやって来るにせよ、スマホを使ってもよい時間には明確な制限を設けるようにしよう。使っても良い時間と良くない時間を決めて、もちろん夜には子どもから預かる（睡眠については226ページを参照してほしい）。

そして、おすすめしたい方法としては、褒めることである。ＡＤＨＤの脳にとっては結果それ自体よりも、報酬《ほうしゅう》を得ることの方が遥かに効果がある。大人として自分のために環境を整えて取り組んでいる場合でも、子どものためにそれを維持している場合でも、構築するシステムの中にはささやかなご褒美を組み込んでみよう。前にも話したように、他人からご褒美をもらうというのはいつだってよいものである（親御さん、先生方、ここをメモしておこう）。自分自身や子どもが大きなタスクをやり遂げたり、小さなタスクを何個も覚えていられたりしたときに、その人にとって価値ある何かをあげたってよいではないか。

では、ここから先ではＡＤＨＤ／ＶＡＳＴの人々にも着手しやすい構造化のヒントを紹介していこう。家庭用、教室用、職場用にまとめた次のチェックリストを常に心に抱いていているとよい。

◎家庭での素敵な環境

家庭というのはもっともコントロールの利きやすい場所である。家庭内が、安心できる天国のような、幸せな場所になるように努めよう。これはあなた自身や子ども、またはその両方のためになる。そのための環境要素とは主に次のようなものである。

・遊び心に満ちた態度でいる
・全員が正直で偽りのない状態でいられる
・混乱や無秩序を避けられるだけの十分な構造、スケジュール、ルールがある
・一緒に住んでいる人全員が毎日夕食をともにする（食べ物には私たちをつなげる力がある）

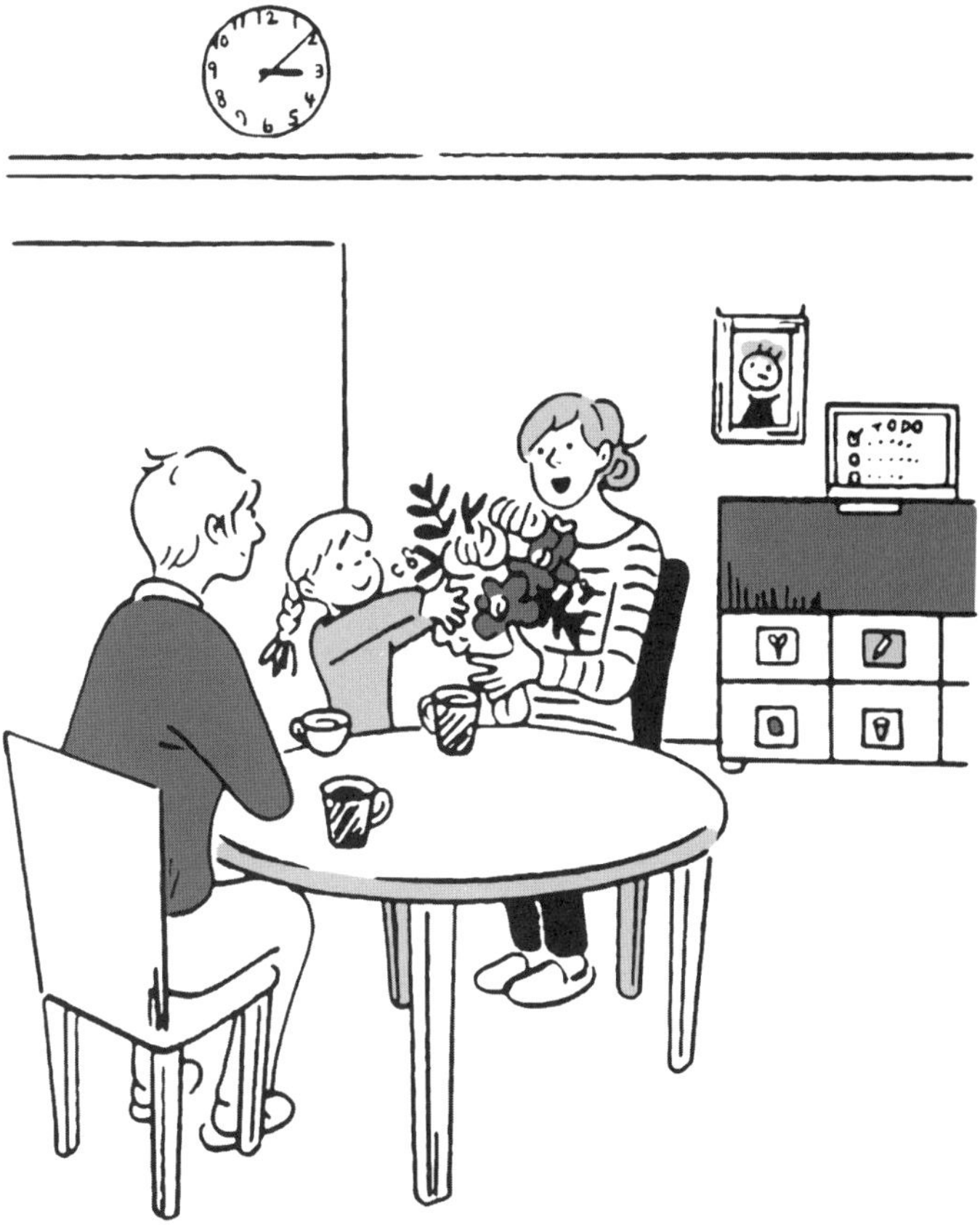
TODO

・悩みを分かち合う（これからはもう誰もひとりで悩まない）
・自己主張を促し、何でも率直に話すようにする
・怒りを抱え込んだまま眠りにつかない
・可能ならばペットを飼う
・笑う、とにかく、たくさん笑う
・ただし、人をあざ笑ったり、からかったりはしない（それがどんなに楽しそうなときにも）
・正直に、とにかく、正直に。嘘いつわりはやめる
・ただし、歯に衣着せぬ物言いには寛容に。思いやりのある穏やかな態度を保つ
・感謝を示すことを忘れない。愛と感謝の土壌があってこそ、そこに長期的な素晴らしい喜びが根を張って育つ
・お互いを応援し合う
・このリストに自分や同居する人にとって一番価値あることを付け加える（どんなものでもよい）

◎学習の場での素敵な環境

子どもの学校についてはコントロールできなかったり、実質ほとんど選択肢がなかったりするかもしれない。それでも、教室での環境について次のようなことを進言することはできる。

・恐れが少なく、信頼感を強くもてる雰囲気
・厳しい批判は許容されていない
・教室内のルールが明確。壁に貼ってあるとなお良い
・ほかの人とつながりやすくなるような座席の配置
・哲学者ソクラテスのような教え方。つまり、対話と質問、質問への答えを通じて情報にたどり着く。教師が教えて生徒は聞いているだけというトップダウン方式はADHDの脳には合わない
・できる限り研究課題ベースの学習とする
・革新的な考え、自発的な態度が奨励される

・授業中に運動のための休憩時間が頻繁に入る。たとえば、立ち上がる、踊る、その場でジョギングのように足を動かす、ストレッチをするなど
・教師や学校管理職は生徒の長所を見つけ出すことを促す

◎職場での素敵な環境

次のリストを、あなたの今の職場を思い浮かべながら読んでみてほしい。今の職場はこのような基準を満たしているだろうか。答えがノーなら、自分のニーズに合った職場環境を求めて、探し始めた方がよい頃合いなのかもしれない。

・指揮系統の上から下までを通じて、恐れが少なく、信頼感を強くもてる
・構造化され、整理されているが、厳格な統制はされていない
・ほかの人とのつながりが促される空間配置
・正直でいられる
・陰口や中傷を禁じる組織方針や企業方針
・指揮系統やコミュニケーション系統が明確

・重要な各種トピック（休暇、休憩、ハラスメント、個人的なメールやり取り）に関する方針が明確に示されている
・人事部門を介すことが少なく、同僚同士が直接、個人として問題を解決することが多い（ただし、人事部門がバックアップすべきハラスメントについては例外とする）。
・自分自身でいることができ、自分の長所と短所を認めることが許容される
・誰もが主導権を握れて作業への管理力を発揮でき、功績を讃えられることのある環境
・管理職は社員の才能とタスクが合致するように努めていることが明らかである
・管理職は社員に期待することを明示して説明している

栄養

さあ、では次なる重要ポイントとして、自分の体にどのような燃料を投入すればよいかについても紹介していこう。質の良い「ガソリン」（食べ物）を入れれば、エンジ

ン（身体）は（病気や事故がない限り）よりスムーズに動いてくれる。もちろん、いったい何が最高の食事法なのかについては、多種多様な意見があって議論が絶えない。減量したい、心の健康を保ちたい、炎症を防ぎたい、動物福祉について考えたい、各々の関心事に応じた食事関連本が図書館にはあふれるほど並んでいて、本を開けば「これぞ最適」な栄養の組み合わせが、あれこれと掲載されている。

ただここで、ＡＤＨＤの脳にとって最適な燃料は何か、と考えてみるとどうだろうか。多動や、体内の「機構」の性能低下に対して、どのような食べ物が影響するかについては、多くのことが明らかになってきている。しかも、それほど複雑な食事法が求められているわけでもない。

まず、大まかに言ってしまうなら、自然食品にこだわった食生活が一番、ということになる。製粉された粉よりも全粒粉の方がよく、商業保存された食品、パッケージ化された食品よりも新鮮なものの方がよい。そして加工食品やジャンクフード、添加物、保存料、着色料が使われている食品は避けるようにした方がよい。

野菜や果物については、ふんだんに摂るようにするとよい。ヘルシーな油脂類を摂るのもよい。トランス脂肪酸を摂取するのは、良くない。フルーツジュースも避けておくようにしよう。あれは主に糖分（後述）でできており、栄養素をほぼ含まないカロリーだけの飲料である。一方で、加工されていない肉、魚、ナッツ類、卵などに含まれている良質なタンパク質を摂ることは必要だ。

水は、多めに飲むようにしよう。これはお茶にしてもよい。私たちのような人々はコーヒーも好きだが、これはカフェインという物質がどこでも入手できる集中力増強剤のようなものだからである。コーヒーを飲むなら、ほどほどの量にしておいて、副作用に注意するようにしよう。副作用としては、心拍数が上がる、不整脈が出る、トイレの回数が増える（コーヒーには便秘薬や利尿剤のような作用がある）、不眠になる、興奮する、怒りやすくなるといったものがある。このような症状が現れたら、コーヒーを飲みすぎている証拠である。

そして、これは極めて重要なアドバイスなのだが、砂糖を避けるようにしよう。砂糖はドーパミンの生成と放出を促し、ドーパミンの放出というのはＡＤＨＤの脳にとっては大好物である。だが、ドーパミンは、放出され始めのときこそ、元気が出て陽気になり、満たされた気分になるのだが、残念ながらその感覚を保とうとすると、砂糖を摂り続けなくてはならなくなる。だから、アイスクリームを夜中に大量に食べたり、映画館で巨大なピーナッツ・バター・キャンディをなめてしまったりするのだ。何でもかんでもソースやタレまみれにしたり、クッキーを何枚も食べたりしてしまうのもそのせいなのである。こうしたことが悪影響を及ぼすのは、体型だけにとどまらない。砂糖を摂ってドーパミンを噴出させていると、気分障害が生じたり、満腹中枢がおかしくなったりもする。

このように、砂糖というのは栄養価は低いのにＡＤＨＤの人々を誘惑する存在なのだ。それだけではない。経験豊富な人ならたいがい同意してくれるのだが、子どもによっては砂糖が破壊的な行動の引き金になってしまう。ただ、そうした影響の出ない子どももいるので、これに関しては各自で調査が必要だ。子どもがお誕生日会に呼ばれて、ケーキやアイスクリームを食べ、コーラを飲み、そして弾道ミサイルのようになって帰ってくるなら……次回は砂糖を控えさせるか、そのようなパーティには参加させないか、弾道ミサイル化して帰宅する子どもへの対策を練っておくとよい。

ＡＤＨＤ／ＶＡＳＴ特性をもつ人の中には、乳製品（乳糖）の摂取を控えたり、グルテン・フリーの食事にしたりすると、上手くやれるようになる人もいる。それぞれに該当するかどうかを見極めるには、試しに抜いてみるのが一番である。グルテン不耐性や乳糖不耐性を抱えていて、すでにこれらを抜くと上手くいく、と気づいている場合もあるだろう。だが、はっきりしたグルテン不耐性や乳糖不耐性がない子どもや大人の場合でも、このいずれかを抜いた食事にしてみると遥かに良くなることがある。

また、40年ほど前のことになるが、ベンジャミン・ファインゴールド博士もＡＤＨＤの治療に役立つという食習慣を提唱している。それは甘味料、添加物、着色料、そしてサリチル酸塩を含む諸々の食品（サクランボ、アーモンド、お茶、トマトなど）を避けるという複合的な除去食療法である。このような食品を除去して子どもに改善が見られたら、今度は除去した食品を一種類ずつ復活させてみる。すると最後にはどの食品が大丈夫で、どの食品が症状を悪化させるのかがわかるようになる。

斬新《ざんしん》なことを紹介する人にはありがちなことではあるのだが、ファインゴールド博士も自分の食事療法を推進しすぎて、教条主義的になってしまい、その結果、この食事法はあまり人気ではなくなってしまった。しかし、種々の新たなプログラムと同様、彼のプランにも良い点はたくさんある。ファインゴールド式の食事療法で、とてつもなく改善する子どもがいることも、わかっている。おそらくそうしたケースでは、除去した食品に対する潜在的な過敏性やアレルギーが原因となっていたのであろう。

◎ビタミンとミネラルのサプリメント

ではここでサプリメントについても紹介していこう。まずは皆が太鼓判を押せるようなサプリメントとして、次のようなものがある。マルチビタミン、ビタミンD、マグネシウム、ビタミンB複合体、ビタミンC（ここには本来のアスコルビン酸だけでなく、あのビタミン・コネクトも含めよう）、そしてカルシウム、亜鉛である。

このほかにも、ＡＤＨＤの脳に効くとされているサプリメントはたくさんあって、販売元を信頼できるものから、出自の怪しいものまでさまざまである。サプリメントはＦＤＡ（米国食品医薬品局）の規制の対象にはならないので、この分野はいってみれば開拓地のような様相を呈している。こうした数ある自然療法を調査してまとめた書籍も出ており、中でも『Non-Drug Treatments for ADHD: New Options for Kids, Adults, and Clinicians』（リチャード・ブラウンとパトリシア・ガーバーグによる共著）という書籍は信頼に足るだろう。共著の2人は第一線で活躍する医師であり、商品とその内容を中立の立場から紹介している。

私たち著者2人から特におすすめできるサプリメントとしては、OmegaBrite*（オメガブライト）というものがある。これは私たち自身も飲んでいるサプリであり、ハーバード大学で学んだキャロル・ロック医師によって20年以上前に開発された。OmegaBriteはオメガ3脂肪酸のサプリメントであり、著者2人の感覚的には医薬品に匹敵するレベルだと確信できるほどである。また、水銀のような物質も混入していない。

脂肪酸が脳にとって良い（ということはすなわちADHDにとっても良い）のは、電線を覆うゴムのようにニューロンを包み込んでいるミエリン鞘《しょう》が、脂肪でできているからだ。その脂肪組織を維持するためには、必須脂肪酸というものが絶対に必要とされる。名称に「必須」とあるのは、体内では合成できず、外部から摂取しなくてはならないからである。そして、必須脂肪酸を食べ物から取り入れることを考えるのなら、サケ、サバ、イワシ、カタクチイワシを大量に食べなければ、十分な量は得られない。

＊注：OmegaBrite社はハロウェル医師のポッドキャスト「Distraction」を後援している。

◎CBD

続いてCBDのことも紹介しておこう。CBDとは**カンナビジオール**の略称であり、これはカンナビス（大麻草）から抽出された成分のことである。そう、この同じ植物からはあのマリファナも作られているわけだが、CBDの方はといえば、昨今では口臭、腰痛、マリッジブルーまで何にでもおすすめ、という流行りの物質になっている。あなたもこの物質のことを見逃さない方がいい。いろいろな意味で、CBDはサプリメント界における次なる目玉である。

そういえば、私たち著者2人がメディカルスクールで学んでいた頃にも、世の中ではさまざまな新発見があった。中でもひときわ興味深かったのが、**内因性オピオイド**

受容体システム（endogenous opiate receptor system）の発見である。すなわち、人間の脳にはオピオイドの受容体が内蔵されていることが明らかになったのだ。その後まもなく、エンドルフィンの存在も確認された。これは**内因性モルヒネ（endogenous morphine）**の略である。このことにより、人体にはモルヒネと同じようなものを生み出す力があるとわかったのだ（ちなみに、いわゆるランナーズ・ハイとはこのことである）。

それから50年ほどの年月を経て、現在では人体に**内因性カンナビノイド・システム（endogenous cannabinoid system）**というものがあることもわかってきている。これは重大な発見である。不安、痛み、発作、依存、そしてＡＤＨＤに対して、多くの治療法が生まれるきっかけとなるだろう。

ここで本書の目的とするところに絞り込んで紹介すると、カンナビノイドというのは現在のところ、主に不安治療に適用できるようである。*ＡＤＨＤ／ＶＡＳＴにも、不安の症状が伴うことは非常に多い。ＣＢＤには、おそらくＧＡＢＡ作動性システムと相互作用して不安を和らげる力があると考えられる。あぁ、また難しい用語だ、と興味をなくさないでほしい。ＧＡＢＡとは単なる分子――神経伝達物質のことであり、ベンゾジアゼピン系薬（ヴァリウム、ザナックス、クロノピンなど）やアルコールによって放出が促される。適切な量が放出されれば、気分を落ち着ける効果が得られる。

オメガブライト社（OmegaBrite）の製品の中にもＣＢＤ関連のものがある。OmegaBrite CBDというもので、２０２０年3月から販売が開始されている。早期報告によれば、この製品は鎮静作用を起こさずに気持ちを穏やかにするとされている。OmegaBrite CBDを毎日飲んでいるハロウェル医師は、自分の過敏さや、すぐにイライラする傾向を抑えられていると感じている。

＊訳注：本書では米国の医療状況を紹介しており、日本では法律が異なるため、現状ではカンナビノイドに含まれる成分のうち一部に限って適法である。日本でも許可されたＣＢＤオイル等については紹介しているクリニックがある。

睡眠

睡眠についても話そう。現代は、十分な睡眠を強くすすめなくてはならない時代になっている。かつては、しっかりと起きるように強く促していたものだが、現在では早くベッドに入るようにと心の底からすすめなくてはならない。特にＡＤＨＤ／ＶＡＳＴの私たちのように刺激を求め続ける人にとっては、睡眠をとることが重要だ。私たちはパーティの席を離れがたい、電子機器のスイッチも切りがたい人間で、夜ふかしをしすぎる。しかし、十分な睡眠をとらなければ、脳は１００パーセントの性能を発揮するどころか、それに近い性能すら発揮できないのである。

では、十分な睡眠時間とはどの程度の長さのことをいうのだろう。それは、目覚まし時計がなくても目が覚めるくらいの長さである。これが、生理的に必要とされている睡眠時間なのだ。それだけの睡眠時間をとれば、その分だけ脳は働き、体にも良い影響がある。一方で睡眠が不足するとどうなるか。肥満、うつ状態、高血圧、免疫系の機能低下（ここからがんになることもある）、そして不安障害などのリスクが増加することにつながる。

睡眠障害の中でもとりわけ**睡眠時無呼吸（sleep apnea）症候群**というものは、ＡＤＨＤに本当によく似た症状を引き起こす。ＡＤＨＤに類似した症状を一覧にまとめた、いわゆる「鑑別診断」というものにも、睡眠時無呼吸の症状が記載されている。ちなみに、このリストにはほかにも、甲状腺機能の亢進や低下、うつ状態、カフェイン依存症（コーヒーなどのカフェイン含有飲料の飲みすぎ）、双極性障害、不安障害、褐色細胞腫（副腎の腫瘍でアドレナリンの大量分泌を引き起こす）、物質使用障害、そして心的《しんてき》外傷後ストレス障害（ＰＴＳＤ）といった症状が並んでいる。さらに、公的な診断ではないが臨床現場でよく遭遇する状態も付け加えてみるなら、秘密を抱えすぎる、羞恥心をもちすぎるといった傾向も、これに含まれるだろう。これらすべての症状はＡＤＨＤに似ているだけでなく、ＡＤＨＤと併発する形で現れることもある。

睡眠時無呼吸の症状をもつ人がそのための治療を受けると、ＡＤＨＤのように見えていた状態まで根本的に治癒することがある。大きな病院には睡眠研究所[*1]が設けられているところが多くあり、そこで睡眠時無呼吸症候群の診断が行われている。起きているときにもいつも疲れていたり、体重過多だったり（ただし痩せていても睡眠時無呼吸にはなり得る）、あるいは特に怒りっぽかったりする人の場合、睡眠時無呼吸症候群があることが疑われる。

睡眠を助けるものとしては、薬もいろいろあるわけだが、不眠症に効く装置という比較的新しい手段をとることもできる。これはＦＤＡ（米国食品医薬品局）も承認しているものであり、うつ状態や不安にも効果がある。私たち著者2人の見るところでは、一部のＡＤＨＤの人々（年齢層は問わない）にも効果的である。その装置は、**フィッシャー・ウォレス頭蓋刺激装置（Fisher Wallace Stimulator）**という。この装置による処置に目立った副作用はなく、何の習慣性も生じない。この装置は弱い交流電流を使って主要な神経伝達物質（セロトニン、ドーパミン、βエンドルフィンなど）に刺激を与え、結果としてストレス・ホルモンであるコルチゾールを低下させる。年齢層を選ばず、安全で簡単な処置なのだが、この処置を実施できる州において医療資格者の推奨の下に利用しなくてはならない。ハロウェル医師は何十人という患者に対してこの処置を指示してきた。その結果、全員ではなかったが、ほとんどの人に効果があり、装置の承認対象の症状だけではなくＡＤＨＤの症状にも効果が見られた。不安やうつ状態に加え、不眠もまたＡＤＨＤに伴う一般的な症状なので、この装置を利用することも、薬物療法以外の優れた選択肢として検討に値するだろう。これについては、Fisherwallace.com[＊2]にアクセスすると推薦文や参考資料を参照できる。

＊1訳注：日本では睡眠研究所は一般的ではないが、睡眠外来などを設けている病院があり、そちらで睡眠時無呼吸症候群の診断が行われている。
＊2注：ハロウェル医師もレイティ医師もFisher Wallaceから何ら報酬は得ていない。

◎睡眠衛生の実践方法

ここで、効果があるとして睡眠研究所でも推奨されている事項を紹介しておこう。どれも、自分の経験に照らし合わせてもうなずける内容だと思う。すなわち、以下のことを実践すれば、睡眠の質と量を高めることができる。

・ベッドに入る1時間以上前には電子機器をオフにして、脳がゆったりと刺激の少ない状態になるのに必要な時間をもつ
・電子機器の充電は夜間に寝室以外の部屋で行う
・寝室はできるだけ暗くする。光を避けることが体内の概日リズムに対して休息時間だと教える大きなシグナルになる
・暖房は控えめにする。または窓を少し開けて新鮮な冷気を取り入れるか、扇風機や

エアコンをオンにする

周囲をポジティブなもので満たす

ここまでは、自分の力で大きくコントロールできることについて取り上げてきた。すなわち、日常の構造化、口に入れるもの、ベッドに入る時間である。しかし、身の回りの環境には、他人という要素もある。他人の行動やモノの見方を変えられる余地というのは、ほんのわずかしかない。それでも、自分の周りにどのような人物を引き入れるか、自分がどのような人と時間を過ごすかは、もちろんある程度までだが、コントロールすることができる。だから、その点で賢明な選択をするようにしよう。

子どもの場合であれば、選択肢は豊富である。すなわち、その子の長所を伸ばしてくれそうな学校を選べばよい。１８０ページでおすすめした簡易的な長所アセスメントを確認し、子どもの回答を学校と共有してみるとよいだろう。この長所アセスメントを子どもの「記録」の一部とすることによって、関わりをもつ全員が、その子について基本的理解を得ることになる。経済的、地理的な理由で学校を選ぶ余地がない場合でも、子どもの長所を一覧にして共有すれば、その子どものニーズを穏便な方法で擁護でき、事態を把握しきれていない学校や教師ともポジティブな話し合いを始めることができる。

転校できない場合でも、学校に希望したり、お願いしたりできることが、ほかにもある。日常生活の構造化に関してまとめた、215ページ以降のリストを確認してほしい。繰り返しになるが、学校の管理職や職員に対して、子どもが刺激を求めているということを印象づけるとよい。そうすれば、立ち上がって動き回る機会を与えてくれるかもしれないし、子どもが興味を示すことに特化した指導方法に変えてくれるかもしれない。

さて一方で、大人の場合はどうだろう。あなたの職場はポジティブで理解にあふれており、才能を評価してくれるような環境だろうか。もしそうであるなら、素晴らしいことだ。そうではなく、216ページの日常の構造化で示した素敵な職場環境と、毎日の職場での体験が一致しない場合には、悪いことは言わないから、現状よりも自分に合った職場を探そうとしてみるとよいだろう。

転職は（特に執筆時点のこの不況の中では）困難なチャレンジかもしれない。それならば、確実に環境をポジティブなもので満たす別の方法も考えてみよう。それは何かといえば、最善の注意を払って、友人や、パートナーを選ぶことである。

研究の裏付けがあるわけではないが、多くの事例を見てきた中で圧倒的に説得力のある傾向として、ADHD／VASTの人々はひどい人を好きになってしまいがちだ。苦労して人を救うことは、とても刺激的だからだ。だから、ひとつアドバイスするならば、同じように刺激を求めていながら、同時に安定もしている人というのを見つけて好きになるとよい。そういう人も、現実に存在している。

もっと一般的な言い方をするならば、自分をがっかりさせるような人とは関わらない方がよいということになる。うわさ話にかまけたり、しょっちゅう批判やネガティブな言動を繰り返していたりする人のことである。これはなにも、明るい楽観主義者とばかり関わるように言っているわけではない。私たち著者2人の親友の中には根っから気難しい悲観主義者もいるが、彼らからは優しさもまたにじみ出ている。避けたい方がよいのは、あなたのエネルギーを根こそぎ吸い取ってしまうような人だ。その人の元を離れたとき、どう感じるかを思い浮かべてみよう。その人とまたともに過ごしたいかどうか、というのが良い判断材料になる。

適切な支援を受け入れるか、見つける

適切な種類の支援を求めたり、見つけたりすることも「ひとりでは悩まないようにしよう」という、私たちの大きなルールに類することである。自分に求められることが自分の能力を超えたときには、適切な場所で適切な人々から支援を受けることが大切だ。

多くの人は、少なくともほとんどの場合、助けを求めたからといって弱さの証しにはならないとわかっている。たとえば、新米の親なら普通、自分自身の親や友人、か

かりつけの小児科医にアドバイスを求めたり、支援されたりしても恥ずかしいとは思わない。産後うつになって助けを求めるのに気が引けるというケースはまだ確かに見られるが、同じ経験をした多くの女性たちから支援の手が伸びたり、支援の必要性に気づく医師も増えたりしているから、そうしたケースも消えつつあるだろう。こういった支援の流れもあることを考えると、私たちはＡＤＨＤ／ＶＡＳＴを抱えていることを理由として、支援を求めてもよいはずなのである。私たち著者2人は、いつでも患者に対してこう伝えている。我慢ばかりしていないで、一生懸命でいるだけでなく、賢く働きなさい、と。

ＡＤＨＤ／ＶＡＳＴがあることで社会的な制限を受け、それを打破できないでいると、本当に辛くなり、無力感にさいなまれてしまうこともある。だから、支援を受け入れる、見つけるというステップに対しては真剣な姿勢で取り組んでみよう。

◎社会的コーチング

素敵な人とつながろうと最善の努力を重ねることには大きな意味がある。だが、つきあわなくてはならない人を自分で完全にコントロールすることは不可能だ。学校に行っている子どもであれば、毎年ランダムに決められる新しいクラスに放り込まれるし、働いている大人でも、あまり好きではない人と共同作業するように求められることがある。ああ、どんな人に出会うにしても人と上手くやっていく方法がわかっていれば、幸福度が高く成功にあふれた人生になるのに、とは思わないだろうか。

そこで、この問題に役立てられる新しい研究を紹介しておこう。少し前まで、人付き合いを子どもに指導する方法として信頼に足るようなものはなかった（大人に対しては言うまでもない）。だが、最近になって、これを上手く教える方法が現れているのだ。

かつて、人の行動は自由意志だけで決定されている、という考えがあったのだが、それがまず**行動分析学者**（**behaviorist**）の研究によって覆された。ロシアの著名科学者パブロフによる、いわゆるパブロフの犬の実験をはじめ、米国のバラス・F・スキナーがハーバード大学で行った同じく有名なラットの実験など、盛んに研究がなされたのだ。行動分析学者の考えでは、人が出しゃばったり、馬鹿げたことをやったり、行儀が悪かったりするのは、その人がそうしたいという**意図**（**intent**）の下でやっているということより、そのやり方を続けるよう運命づけられている点が重要なのだという。

行動分析学の研究が進んだ結果、今も広く利用され効果を挙げている、**応用行動分析**（applied behavioral analysis, ABA）という療法が生まれた。ＡＢＡは自閉症スペクトラム障害の治療でよく活用されている。そのほかにも、あらゆる種類の習慣を変えること、新たな習慣を学ぶこと、新たなルーティンを形成すること、そして幼児のトイレ・トレーニングなどに使われ、大企業においても管理術として利用されることもある。このＡＢＡが使命としているのは、人が上手く生きるためのスキルセットを構築することである。

しかし、この行動分析学の手法とはまた別のアプローチが出現してきており、より大きな効果を生む可能性があるとみられている。その手法とは、単に習慣を変えて行動を変えるだけではなく、社会的な場面を読み取る方法を教える、というものである。行動を変えることだけにはとどまらず、行動を**理解**することまでを支援する手法であることから、**社会的学習**（social learning）という名称がつけられている。スキルに焦点を当てる代わりに、社会的状況で何が起きているのかを子どもが理解し、そこから学習するように支援するのだ。

周りと上手くやる方法がどうもわからないといった子どもとは、ほかの子どもにとって算数の文章問題が「わからない」状態と同じように、集団の中にいる方法が「わからない」のである。そういうときには、ＡＢＡの訓練の範疇《はんちゅう》を超えて、このような社会的学習も教えられる専門家に頼むとよい。そうすれば、行動の真似や、言葉の暗唱、上手くいく身振りなどを教える範囲にとどまらず、それ以上のことまでを行ってくれる。「人と上手くやる」というのは、驚くほどに複雑なやり取りなのである。それを多種多様なあらゆる手順を踏んで、考え、感じながら実現できるように子どもを支援していくには、コーチが必要だ。たとえばスケートをしているときを考えてみるとしよう。子どもによってはバックで進む方法もすぐにわかって、自然に習得することができる。しかし、一方でバックをしてみようとしても、すぐに尻もちをついてしまう子どももいる。これと同様に、人と上手くやるということについて、まったく慣れることのできない子どももいるのである。しかし、どちらのような子どもにとっても役に立つコツ、というものが存在する。そして、それは学習可能なステップに切り分けて教えることも可能なのである。ということは、**そのコツを元々わかった状態で生まれてこなくても、大丈夫なのだ。そして、記憶や条件づけに頼らなくても、そのコツを帰納的に学習できるのである。**これが偉大な発見といえるゆえんであり、このことから社会的学習というものは行動分析学者の提唱する訓練とは一線を画す手法となっている。

ＡＢＡを実践する人々と、社会的学習を推し進める人々は、それではいったいどちらが正しいのかと議論を戦わせているわけだが、それは生産的なことではないだろう。どちらのやり方にも、大きなメリットがあるからだ。喫煙や過食などの習癖とさよならしたいのであれば、ＡＢＡの専門家のところへ行くのがよい。一方で、人と上手くやる方法を学びたいのなら、ソーシャル・ラーニング・コーチとも呼ばれる、社会的学習の専門家を探すとよいだろう。中でも真に優秀なコーチのひとりとして、キャロライン・マグワイア氏という人物がいる。同氏は『Why Will No One Play with Me? : The Play Better Plan to Help Children of all Ages Make Friends and Thrive』という素晴らしい書籍を執筆しているので、これを参考にすることを強くおすすめする。

ＡＢＡによる行動変容で十二分に効果が得られることも多々あるので、その場合には社会的学習の意義はないということになる。しかし、もう一歩深く、踏み込んだ方がよいときもある。それによって、子どもや、あなたの助けたい誰かが、社会的場面での自分の立ち位置やあり方を認知と感情の両面から把握し、そこにある選択肢を認識して、自分のために何を選ぶのか決定できるよう、手助けしていくためである。自分自身の利になる行動を選ぶ方法を身につけると、そうするように条件づけられた反射的な行動を取る代わりに、実質的な成長にまでつなげられるようになる。表に出る部分を取り扱うＡＢＡに対し、社会的学習ではより深い部分を取り扱う。ＡＢＡでは、多かれ少なかれロボット的になってしまうこともあるが、社会的学習では、社会的場面を理解したうえで自分の欲求や価値観に沿った対応ができるように支援していくのだ。ＡＢＡの方が、より機械的な技法であり、社会的学習の方では、より柔軟で人間的な対応を目指していく。社会的場面を理解する方法に加えて、それに応じた各種の身の処し方もまた、子どもにコーチングするのである。その中で、やり方だけではなく、楽しみ方まで伝授して、人との交流をただ行動を経験するだけではない、何かにしてやることができる。

第 7 章

運動のパワー

動いて集中、
動いてやる気

大事な書類の提出日が迫っている、プレゼンの予定がある、重要なテストのために勉強する必要がある。そんなときに役立てられる、専門家からのヒントを伝授しよう。それは町内をひとっ走りしたり、家の階段を上り下りしたり、とにかく体を動かしてみるとよい、ということだ。そうすれば、集中力や、作業に必要な、いわゆるゾーンに没入しつづけるための力において、明らかに違いを感じられることだろう。体を動かすことを、最高の自分として機能し続けるために必要な薬なのだと考えて、日常的な習慣にしてしまえば、状況はより改善する。

物事を軌道に乗せて、順調に先へ進めることを考えたとき、薬以外の手段で言えば、運動することがトップレベルの強力なツールとなる。運動は自己を守るための大切な最前線の役割も果たす。言うまでもなく、運動すれば、かかりつけの循環器内科医が喜んでくれたり、水着姿になったときに素敵に見えたりもするわけだが、そのほかにも運動には、とりわけ魅力的で有益な効果があるのだ。それは、脳が思考を拡大し、学習し、向上するための準備状態を構築するという効果である。この点について、運動ほど効果を得られる活動はほかにない。気分が良くなってモチベーションが高まり、不安が消えて感情を調節できるようになる。そして集中力も保てるようになるのである。そう考えると、うつ状態や不安障害はもちろん、ADHDやVASTの症状に対しても、運動こそ、医師が指示するべき対処法であるといえるだろう。

事例——論より証拠

1980年代初頭のことだったが、ある患者（ここではデイビッドと呼ぼう）が本書の著者のひとり、レイティ医師のもとを訪れた。

デイビッドは、一流として名高いニューイングランド大学で教授を務めており、仕事に関していえば、とても生産的な形で上手くやっていた。多くの書籍を執筆して、何十という論文を発表し、世界各地を飛び回って基調講演も頻繁に行っていた。また、それらと並行して長いことランニングも続けており、マラソンの距離を走るのが好きだった。しかし、レイティ医師のところへやって来る数か月前、デイビッドは膝をひねってしまっていた。そのため、やむを得ずトレーニングや大会への出場を控えており、来院時には歩くようなペースでしか進めず、それも恐る恐るという具合だった。

怪我をした関係で少しの間、デイビッドはうつ状態になっていたのだが、最近になってそこからは回復したということだった。怪我の治療のために長年にわたって情熱を注いでいた習慣をやむなく中断したのだから、うつ状態になってしまったのも無理はない。だが、そのほかに、彼にはもっと心配なことがあったのである。それは、彼が仕事に集中できなくなり、私生活でも散々たる状況になっているということだった。それまでは、とても機能的に働いていてマルチタスクもやりこなしていた彼だったが、そんな彼が、いたるところで物事を先延ばしにし、折り返しの電話をしなくなり、付き合いの長い恋人に馬鹿げた理由で不当な怒りをぶつけるようになっていたのだ。そして、友人と会う機会ももたなくなり、抱えている多くのプロジェクトも次第に失速して、暗礁に乗り上げていたのである。執筆にも読書にも取り掛かれないし、取り掛かれても持続することができない。約束をしても忘れてしまうし、いつになく整理整頓することもできなくなっていた。どうやら、従来のルーティンと環境に変化が起きたために、彼の中に潜在的にあったADHDが顔を出したようなのだ。つまり、ランニングをする習慣は、人生に上手く対処していくためのメカニズムだったのである。

悪化の一途をたどる状況から、何とかしてデイビッドは復帰したがっていた。必死で元の自分に戻りたがっていたのだった。だからといって、まだこの状況では、ランニングで何とかするわけにもいかない。そこで、レイティ医師は彼にリタリン*を処方することにした。すると、すぐに良い効果が現れたのである。6か月も経たないうちに、彼は元のように仕事に着手し、やり遂げられるようになった。感情を調節することについてもずっと上手くなって、人間関係の問題も改善したのである。

デイビッドの膝が回復し、ようやくまたランニングの習慣を再開できるようになったとき、彼とレイティ医師は話し合い、リタリンの量を徐々に減らす頃合いだと決めた。そして実際に減らしてみると、どうなったか。なんと、仕事には何の支障もきたさずにすんだのである。それから数年間は、集中力向上のためにときどきリタリンを少量服用することもあったが、デイビッドにとってはランニングの習慣を取りもどせたことこそが独自の薬として作用した。以前には認識すらされていなかった彼の中の

ＡＤＨＤを、実に効果的に治療していたのは、ランニングだったのである。

＊訳注：リタリンは中枢興奮作用をもつ薬であり、メチルフェニデート塩酸塩を成分としている。日本では現在リタリンはＡＤＨＤの治療には使えなくなっており、代わりにメチルフェニデート徐放剤であるコンサータが用いられている。

科学的裏付け

それでは、スニーカーの靴ひもを締めてジョギングに出かけたり、ジムで汗をかいたり、音楽の音量を上げてダンスをしたりしているとき、実際のところはどのようなことが起こっているのだろう。

それらの運動で心拍数を上げるメリットはたくさんある。中でも特に重要なのはおそらく**脳由来神経栄養因子**（brain-derived neurotropic factor, BDNF）というタンパク質が放出されることだろう。ＢＤＮＦのことは、脳を育てる肥料のようなものだと考えることができる。というのも、ＢＤＮＦは新たなニューロンや接合部、ポジティブな回路を育てるための豊かな環境を築く働きをするからである。また、運動にはまた別のメリットとして、ほかのどんな活動をしているときよりも、たくさんの神経細胞が駆使される、ということも挙げられる。体を動かせば動かすほど、神経細胞がパチパチと発火していることになるわけだ。その発火によって神経伝達物質がさらに放出されることになる。そして、ひとつの神経細胞から次の神経細胞へと情報が運ばれて、ドーパミンやノルアドレナリンの濃度が上昇する。このような働きが、注意力のシステムをコントロールする際に重大な役割を果たすのである。

ちなみに、ＡＤＨＤ用の刺激薬や抗うつ剤が実際に果たしている役割も、脳内のドーパミンやノルアドレナリンの濃度を上げることなのである。濃度が増すと、敏捷性《びんしょう》が保たれるようになり、集中力やモチベーションも増して、保ちやすくなる。研究の結果、ＡＤＨＤ関連の遺伝子差異の一部が、ドーパミンやノルアドレナリンの機構における不具合に関係していることもわかりつつある。この不具合を少しの間修正できる刺激薬のような効果が、思い切り体を動かすことによっても得られるのだ。

運動することによって、デフォルト・モード・ネットワークのぎこちないコネクトームの動きも普段よりスムーズなものになる。また、タスク・ポジティブ・ネットワークへの移行も、より完全な形で簡単に行えるようになる。タスク・ポジティブ・ネットワークの支配下に入ってしまえば、前頭《ぜんとう》皮質へのアクセスも可能になる。前頭皮質とは、以前説明したように脳のCEOのような部位である。自分自身を動かそうとすると、この前頭皮質が「スパーク」して、注意力のシステムがオンに切り替わる。すると、集中力を保ちつつ、タスクに取り組み続けられるようになるのである。

運動療法で一番嬉しいポイントは何かというと、デイビッドのごとくマラソン・ランナーにまでなろうとしなくても、効果は得られるということである。2018年のスペインの論文では、ADHDへの治療介入として運動を用いた事例に関する各種の研究を12年分以上にわたって調査したのだが、8か国700人以上を対象としたこの調査からも、中程度の運動を20~30分間続けただけで、反応の速度や応答の正確性が上がり「ギアが切り替わる」かのように集中の強度と精度が増す、とわかっている。さらには65パーセントの人で、計画立案能力と物事をまとめて整理する能力も著しく向上していたことがわかった。わずか20~30分の運動だけで、これだけの効果が得られるのである。

教室で上手くやるには

運動によりＡＤＨＤに対処する手法の中でも、とりわけ創造的で型破りな方法がいくつか、学校現場や教育者側から生み出されてきている。何時間も座ったままでいたり、大人しくしていたりできる子どもなんて、ほぼ皆無である、と最初に認識するのは先生方だからである。子どもに見られるそのような傾向は、教室内にＡＤＨＤや学習障害を抱える生徒が増えた場合には、より顕著になる。

ここでは、よりいっそう大変な状況に直面した教師のケースも紹介してみよう。カナダのサスカトゥーンで中学2年生を担任する、アリソン・キャメロンという先生の話である。アリソン先生の職場は、シティー・パーク・カレッジエイト（City Park Collegiate）という学校であるが、この学校は最後の拠り所のような場所として知られていた。地域にある別の学校で「不適応」であるとされた子どもたちが、矯正のために送り込まれるようなところなのである。生徒たちの多くは貧困の中で暮らしており、支援の手もほとんど届いていなかった。生まれながらにして胎児性アルコール症候群だったり、自らドラッグやアルコールに手を染めたりしていて、学習や私生活のさまざまな側面で道を踏み外している場合もあった。そうした状況の中でアリソン先生は行動管理プログラムの指揮を執ることを任されていたのだ。このプログラムは大変な生徒たちの中でも特に大変な生徒を対象としたものである。「地域で一番素行の悪い、いわゆる札付きの子どもたちでした。札付きということは、ケンカや反抗、迷惑行為などによる補導歴が山ほどあることにほかなりません」。

そう話すアリソン先生は、まだ若くてエレガントな女性だったが、彼女が対峙しなくてはならないことは、これだけではなかった。担当する生徒のほとんどは、読み書きのレベルがゆうに4学年分以上遅れており、ほぼ100パーセントの確率でADHDであると診断されていて、薬物療法も受けていたのである。クラス内では不登校が頻発しており、注意力にひどく問題のある子どもが大半を占めるので、勉強のために長時間じっと座らせておくことなど、ほとんど不可能だった。

だが、アリソン先生には、以前に担任した生徒たちに対して運動をさせたところ、行動面や認知面で向上が見られた、という経験があった。だから、その方法を今回の新たな任務でも試してみることにした。「学校が始まったその日に、外へ走りに行こうと提案してみたんです。生徒たちの理不尽でケンカ腰な態度を何とかしようとしたためでした。走ることは嫌がられたので、話し合いの結果、散歩に行くことになりました。そうして30分ほど歩くつもりでいたのですが、結果としてどうなったかというと、一部の生徒は2時間も歩きまわり、2人の生徒に至ってはドラッグもやり放題、という状況になってしまいました。初日からそんな経験をすることになってしまったので、これから先は生徒たちを校内にとどめたまま彼らの心拍数を上げるしかない、と思ったんです」。

めげないアリソン先生は、知り合いのジムのオーナーにかけあうことにした。すると彼女の目的のために主要な運動器具を寄付してもらえることになったのである。ほどなくして、教室内にはランニングマシン8台、サイクリングマシン6台がひしめき合うようになり、心拍計も14個用意された。事態が変わり始めたのはこのときからであった。「生徒がもっていた能力が引き出されるようになったんです。心拍数を90秒以上上げているだけで、皆、遥かに幸せになれるとわかったんですよ」。

アリソン先生曰く、気乗りしない生徒たちをプログラムに引き込もうとするなら、まず自分が運動器具を使ってみることが大事なのだという。また、生徒たちにはランニングマシンやサイクリングマシンに乗るか、あるいは椅子に座って数学をするかのいずれかを選ばせた。なので、自然と誰もが寄付された心拍計を自分の首にかけるようになった。「皆にやってもらいたいのは心拍数を最大レベルの65〜75パーセントに上げることだけ、と説明したんです。これは生徒たちにとっては斬新《ざんしん》なコンセプトだったらしく、面白がってくれるようになりました」。

45分間授業のうち、20分間は生徒を席から立たせて走らせ、それから学習に取り組ませることになった。実質的な学習時間はそこから始まることになるが、以前も初めの30分間は生徒の規律を正すために使っていた。その時間帯に子どもたちは立ち上がり、体を動かすようになったのである。すると何が起こったか。感情が調整されて、注意力のシステムにスイッチが入るようになったのだ。運動器具から降りた生徒たちは、しっかりと座ったままで知識を吸収できるようになった。気分が良くなるだけではなく、実際に物事を学べるようになったのである。「タバコをやめたり、減量に成功したりする生徒まで出てきました。治療薬を減薬したり、断薬したりする子どももたくさん現れてきて、だれもかれも皆、なんて気分が良いんだろうと私に言うんです。学校に来ればランニングマシンに乗れるからという理由で、毎日出席してくれるようになったんですよ」。

出席率が向上し、2学期を迎える頃には停学率がゼロになった。そして何より、テストの点数が跳ね上がったのだった。「読解力、基礎単語力、理解力が平均で丸4年分は向上しました。それもたった4か月で、ですよ」と誇らしげにアリソン先生は述べる。「生徒たち自身がこのプログラムを誰よりも広めてくれる存在になりました。自分の成功を家族や仲間に自慢してくれましたからね」。

このような状況にあった子どもたちが改善したという話はニュースになって広まった。その結果として、ランニングマシンやサイクリングマシンがいたるところの教室に導入されるようになり——という展開までは、さすがに起きなかったわけだが、多くの学校や教師たちが「脳の休息」、すなわち離席してその辺を跳び回れる時間を設けることのメリットに気づくようになった。学校管理職の多くも、古くからある休憩制度の大切さを認識したため、授業時間がとれないからと休憩の廃止を求める向きがあっても、学習や行動の改善に役立つからと、休み時間を確保するようになったのである。

タイムイン法——タイムアウト法の新しい形

教室内で用いられることが増えている画期的な手法といえば、もうひとつ、従来の「タイムアウト法」から派生してきたものがある。ちなみに「タイムアウト法」とは、児童・生徒を自習室や校長室の前の椅子（家なら子ども部屋）に座らせておく、という手法である。そうではなくて、いわば「タイムイン法」とでもいうべきものが、採用されるようになってきているのだ。この手法では、児童・生徒たちに何らかの身体的活動に取り組んでもらう。簡単に行いたいのであれば、子どもにサイクリングマシンを使わせるだけでもよい。そうすることによって感情をコントロールできるようになるのだ。小学校によっては、子どもが落ち着くまでトランポリンを跳ばせていたり、階段の上り下りをさせたり、単に校舎の別の場所まで何かを運ぶ雑用をさせたりしているところもある。

ボストンには少年司法制度と連携した学校が設けられており、そこへ通うのはほぼ全員がＡＤＨＤの子どもである。その学校では、このタイムイン法の重要性が深く受け止められている。本書の共著者のひとり、レイティ医師は２００８年に『Spark: The Revolutionary New Science of Exercise and the Brain』(邦題：脳を鍛えるには運動しかない！最新科学でわかった脳細胞の増やし方）という書籍を著しているのだが、この本に刺激を受けた同校には「レイティ・ルーム」という部屋が設けられているのだ。そこには**ダンスダンスレボリューション**のゲーム機が置かれていて、トランポリンなどの運動器具も設置してある。騒いだ児童・生徒はこのレイティ・ルーム送りとなるのである。

そうして、その部屋で汗を流しているうちに感情をコントロールできるようになり、脳のスイッチが入って、以前のように学べる態勢に戻るのだ。楽しそうな場所のようにも思えるので、その部屋へ行くためにわざと子どもたちが騒ぐのではないかと心配する人もいるかもしれない。しかし、実際には、子どもたちのほとんど全員が、同級生たちとともにいつもの教室で過ごしたがっている。だから、レイティ・ルームに行くのがお目当てになっているというわけでもないのだ。しかしながら、子どもたちはその部屋へ行くと大きなメリットを得られるのである。

こうした革新的な取り組みと同じようなことが、地球の反対側でも行われている。日本にも、運動や遊びでＡＤＨＤや自閉症スペクトラム障害のような特異な脳の人々を支援する活動があるのだ。この取り組みを最前線で推し進めているのは、かつてＵＣＬＡで学んだ岡田達雄博士である。岡田博士自身もＡＤＨＤの当事者であり、それを改善するにあたって身体的な活動が役に立ったのだという。レイティ医師のスパーク（Spark）運動にも親しんだ岡田博士は、そこから発想を得て２０１３年、都内に「スパーク・センター」を創設した。同センターでは、子どもたちが放課後に運動できる。

この活動に対して子どもらの親からは感謝の声が届くようになり、そのポジティブな効果は日本政府にも認められるほどになった。それを受けて、岡田博士は日本各地の18か所に拠点を増やし、今後も拡張を予定している。

明るく照らされたスパーク・センターを訪れてみれば、そこには子どもたちが歓声を上げながら走り回っている姿がある。一見、完全に放任された状態のようなのだが、よく見ると大人のトレーナーがしっかりと関わっており、楽しげに子どもたちの後を追いかけている。そうしながら子どもたちが各種の障害物のあるコースを通ったり、集中力を使わざるを得ないようなタスク群をこなしたりするように促しているのだ。子どもは自分の注意力システムを積極的に活用することになる。しかも、心拍数を上げた状態で行うから、より強化されるというわけだ。「子どもの興味や好奇心を刺激しながら進めると、プログラムは遥かに効果的なものになります」と岡田博士は説明する。「だから確実に子どもの注意を引き、興味を育て、目的をもって動くようにします。興味深いことに、子どもたちが運動や遊びに集中しているとき、彼らの感覚や感情に関する問題はほぼ消えているのです」。

こうした立ち上がって動き回らせる方法というのは言うまでもなく、家庭内でも再現することができる。タイムアウト法として子ども部屋に行かせたり、黙って座らせておいたりする代わりに、階段を上り下りさせたり、近所をひと回りさせたりするのである。あるいは地下室でトランポリンを跳ばせてもよいし、音楽のボリュームを上げてダンスをさせてみてもよい。また、岡田博士が活用しているゲームの中にも、家で簡単にできるものがある。それは、部屋中の壁にランダムに数字を貼り付けて、指定した数字をどれだけ早く見つけられるか、子どもにやってもらうというものだ。室内ではなく、家の外の木々に貼り付けるのでもよいだろう。このゲームを行うと、子どもの心拍数が上がり、タスク・ポジティブ・ネットワーク（TPN）がライトアップされる。その過程で、TPNとデフォルト・モード・ネットワーク（DMN）をつなぐ箇所の機能も強化されるのである。

バランスについて

ハロウェル医師がサミュエルの事例（第3章を参照）でも経験したとおり、バランス運動や調整運動のトレーニングを取り入れることで、ADHDの子どもたちに革新的な効果が現れることがある。13歳未満の子どもに対して、目をつぶって片足立ちするとか、揺れるボードの上でバランスを保つとか、ジャグリングするとかいう課題を指示している、などというと、初めて聞いた人には妙に思われてしまうかもしれない。だが、注意力に問題のある人々がバランス力や調整力を鍛えるというのは、確固たる科学的根拠に基づいたことなのだ。しかも、それを始めるのに早すぎるということはない。最近の研究でも、小さな調査（計15人）ではあるが、ADHD症状の著しい、ハイリスクな就学前児童を対象とし、2群に分けて片方にバランストレーニングを習得させたところ、トレーニングした方の群では、もう片方に比べて注意力や自己コントロールの面で大幅な改善が見られている。

バランス力と調整力を見事に結びつけることのできるフィットネスといえば、武道もまたそのひとつとして挙げられる。武道では、それ以外に集中力や規律まで身につけられる。1990年、米国でもっとも困難なレベルの子どもたちに関わっている教員たちの会合があったのだが、そこでレイティ医師は、現在ウィルダネス・プログラムと呼ばれることの多いタイプの教育施設の教師やカウンセラーと出会っている。この種の施設は、行為障害（素行障害）や極度の非行の見られた子どもたちが「矯正」のために送られてくる場所だ。驚いたことに（まだ1990年だったというのに）彼らのプログラムではテコンドーや空手に重きが置かれており、毎日の必修コースとして実施されていた。はたから見ると、深刻な行為障害のある子どもたちに対して、他人に大怪我を負わせかねないような動きを教えるのは、とても危険なことのように思えるかもしれない。しかし、カウンセラーの説明によれば、彼らはとても厳格な規律を設けており、それに加えて優秀な指導者も招いているのだという。そして、その指導者の下であっても、子どもたちはパンチ、キック、ひざ蹴りを正確に繰り出せるようになってからでないと、次のレベルの技には進めないようになっているのだそうだ。こうしたワークアウトを行う中で、子どもたちには集中力だけでなく、自分の体や感情をコントロールすることも求められる。武道のもつ身体性に加えて、子どもたちの神経ネットワークまでも、強化するワークアウトになっているようである。

そうして、この種の取り組みを行った結果、どのような成果が得られたのかというと、子どもたちの間で破壊的な行動や危険行為は激減し、その一方で成績は向上し、幸福度も全面的に高まったのだという。今でこそ、武道トレーニングをＡＤＨＤ治療に取り入れた手法の研究結果というのがいろいろと出てきており、そこでは、武道には子ども、大人を問わず、実質的で持続的な効果があると報告されているのだが、そのような成果をあの会合で出会った教育施設の人々は、早期から得ていたのである。

もちろん、このような取り組みをするにあたっては、適切な指導者を見つけられるかどうかがポイントになる。とはいえ、ありがたいことに武道がＡＤＨＤに非常に効果的であるという考えは、多くの指導者や施設運営者にも理解されている。注意力に課題を抱える子どもたちとの関わり方に特に優れている先生方も大勢いる。

ヨガと瞑想

　ヨガをかじったことのある人なら誰にでもわかることだろうが、木のポーズであれ、戦士のポーズであれ、ポーズをとっていると、バランス力と集中力が鍛えられることになる。ヨガを行っていると、身体と呼吸について習熟していき、しっかりとポーズをとるために、細かく具体的な調整をするようになる。ヨガの種類によっては心拍数も上がるので、集中力や学習能力の面でも効果がある。

　台湾で行われた最近の研究では、10歳の子どもたち49人を対象とし、ヨガのもたらす効果が調査されている。子どもたちの約半数には8週間にわたって週2回ヨガをやってもらい、もう半数には対照群としてヨガをやらないでいてもらう。そして、8週間の調査前後には、どちらの子どもたちにも注意力を測る特定の検査を2つ受けてもらう。そのひとつは意思決定テスト（Determination Test）という検査であり、これは素早く変化する光と音の刺激を連続的に与えて、人の反応速度、注意力の欠如、反応性ストレス耐性を評価するものだ。もうひとつは追視テスト（Visual Pursuit Test）という検査で、こちらでは線をたどる課題を通じて知覚と選択的注意に関する能力が調べられる。そしてその検査結果はというと、この2つのテストのいずれにおいてもで、ヨガをやった子どもたちの方にのみ、精度にも反応時間にも大きな改善が見られている。

ヨガに比べると有酸素運動としての難易度は下がるが、瞑想をすることからも、力強い効果を得ることができる。瞑想は、脳のデフォルト・モード・ネットワーク（DMN）の煩わしさと格闘しているときに、とりわけ効果的である。思い出してほしいのだが、DMNの支配下に入り込んでいるときには、延々と続く破滅的なぐるぐる思考に入り込んでしまったり、心がさまよったり、思考がいろいろと飛び移ってしまったりすることがある。瞑想の世界においても、この状態を鮮やかに言い表した「モンキー・マインド」という言葉がよく使われているほどなのだ。イエール大学が最近行った研究では、マインドフルネス瞑想というものを行うとDMNの活動が顕著に減少し、DMNが破壊的影響を及ぼしているようなときに、その影響レベルを抑えられるとわかっている。

瞑想を定期的に行うようにすると、実際に脳の構造を変えることまでできる。ハーバード大学の2011年の研究によると、マインドフルネスをベースとしたストレス軽減ワークをわずか8週間行っただけで、海馬《かいば》の皮質の厚みが増したという。海馬は脳内において学習、記憶、感情の調整を司っている重要な領域であり、移り気な注意刺激特性のある私たちのような人々にとっては、強化の対象とすべき最重要部位である。

瞑想をするにあたっては、呼吸に集中することが大事なポイントになる。自分の呼吸を数えるなどの方法で呼吸を意識できるようになるためには、的を絞った注意力が必要とされる。そうする中で、タスク・ポジティブ・ネットワークとのつながりが自然と強化されるのだ。だから、心がさまよい始めたときには、呼吸に集中することに立ち戻ってみるとよい。何度も何度も心が静まってくるまで、呼吸に集中し続けるのである。そのために活用できる「Headspace」、「Calm」、「Mindfulness」などたくさんのアプリも提供されている。

このほかに、「ハー」呼吸法として知られている技もおすすめしておこう。これはシンプルだが集中力が必要とされる手法である。まず、3拍か4拍で鼻から息を吸って、次に6拍か8拍で口から息を吐きながら、優しくハーーーと言う。吸気と呼気がいつも1：2の比率になるようにするのだ。このような決まった方法で呼吸しながら瞑想に入っていくと、不要なぐるぐる思考を断ち切って、すぐに覚醒《かくせい》度や注意力を上げることができる。

モチベーションの上げ方

明日の朝に運動しよう、とモチベーションを高めておきたいとき、どうするだろうか。毎晩ワークアウト用の服を準備する人もいるし、自分にご褒美をあげると約束する人もいるだろう（すなわち、目標達成に向けて意欲を保つためのニンジンのようなものだ）。だが、運動を継続するモチベーションを上げるための方法として、これ以外にも新たに実証されたものがある。それは、運動したらその後にどれほど気分が良くなるだろうかと想像したり、思い出したりする、という手法である。

ミシガン大学のミシェル・シーガー博士によれば、大人の場合、長期（1年以上）にわたって運動のモチベーションが維持される最大の要因となるのは、ストレスの減少と幸福を感じることであるという。これはつまり、次の同窓会までに減量するとか、目を付けていたお役立ち機器を買うとかいう、外的なことを目標にするのではない、ということだ。そうではなくて、運動するとどれだけ気分が優れるかを自分に思い出させようとすることが、運動を続けさせるのである。

運動と集中力、そしてモチベーションが影響を与えあった好例として、ある少女（ここではルーシーと呼ぶ）の話をしよう。ルーシーはとびきり頭の切れる子どもであったが、ADHDがある関係で算数を苦手としていた。分数や小数や掛け算の答えが、自分の場合、ほかの教科と比べてたやすく出てこない、ということを不満に思っていた。腰を据えて問題に挑もうという根気が生まれず、問題について考えをまとめられなかったので、算数の宿題を始めるとしょっちゅう癇癪《かんしゃく》を起こしていた。

レイティ医師はルーシーに対し、算数を始める前に縄跳びを5分間、熱心にやってみることをすすめた。するとこれが上手くいったのである。彼女は以前のように不安

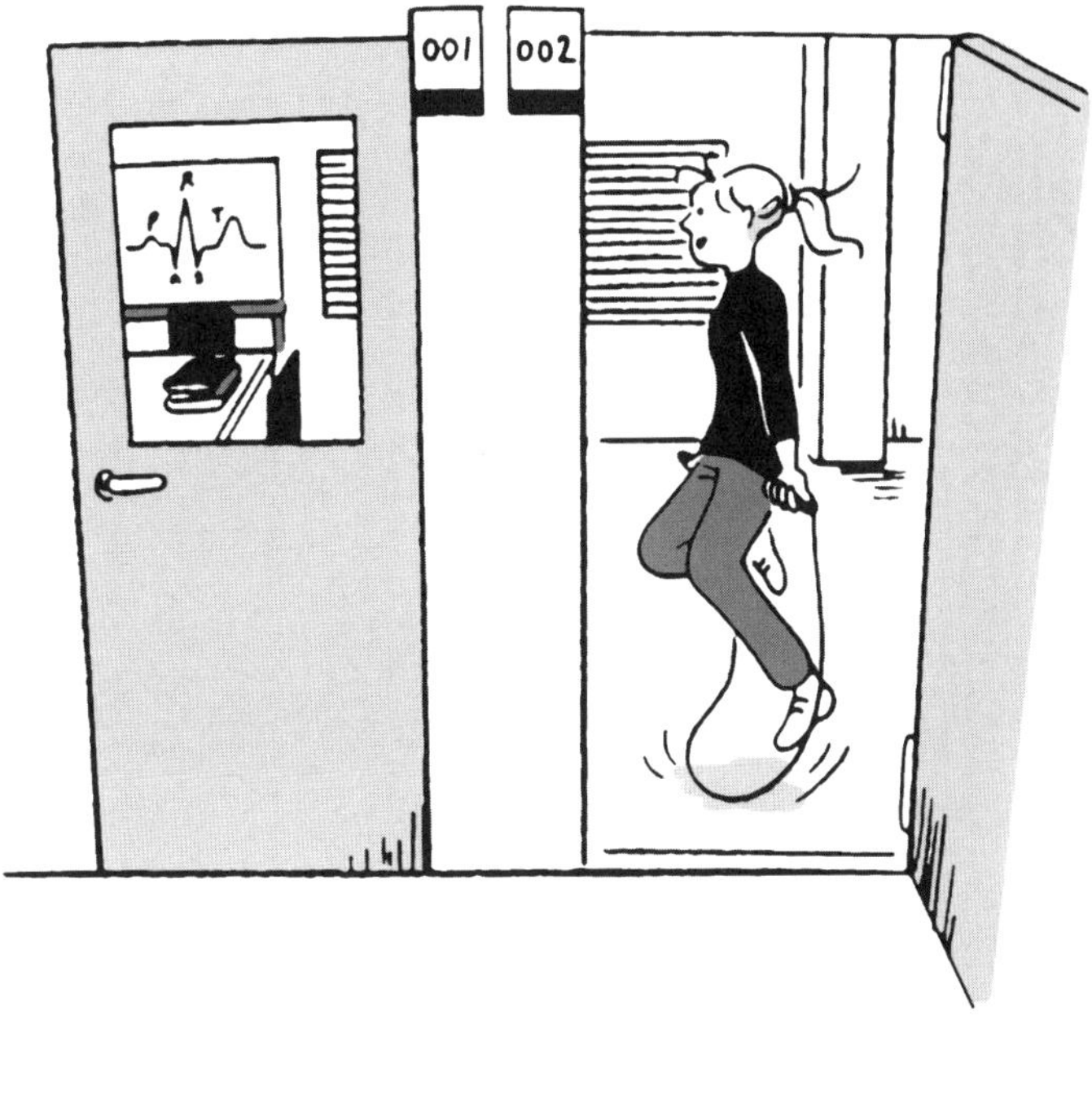
001
002

を感じなくなり、脳のスイッチが入った状態で算数の問題に取り組めるようになり、解くにあたって気後れせずにすむようになったのである。そうして、やる気の出た彼女は、数年後には大学、看護学校へと進み、その後もこの手法を使い続けたのである。有機化学、物理学、解剖実験などに圧倒されたり、挫けそうになったりしたときに、縄跳びをすることにしたのだ。縄跳びが彼女にとっての「条件性動機づけ操作」になった。縄跳びをすればすぐにストレスが減り、気分が良くなり、脳が正しい方向に戻ることを彼女は知ったのである。

さあ運動しよう

ADHD／VASTの問題に対処するにあたって、適切な運動量や目指すべき最適な心拍数というものはあるのだろうか。いや、そこに完璧な方程式は存在せず、そのバリエーションはあまりにも多い。とはいったものの、何かしらの身体活動を毎日20

分以上は行うとよい、とおすすめしておくことにしよう。その身体活動は興味深く楽しむことができて、またやりたいと思えるものにする。一週間の活動の中には変化をつけるようにしよう。多様な活動にすることで脳のさまざまな部位が刺激されるようになる。また、言うまでもなく私たちADHDの人々には、新規性を要する別の理由もある。そう、退屈は私たちの最大の敵なのである。活動の組み合わせとしては次のようなものが考えられる。さあ、このような運動をあなたも始めてみよう。

・有酸素運動。心拍数を20分以上の間、最大レベルの70パーセントまで上げる。
・バランストレーニング。小脳とコア・マッスルを強化する。ヨガをしてもよいし、ボスボール（半球状のバランスボール）を使ってみるのもよい。
・集中的なフィットネス。これを行うと、スタイルの良さを保ちながら心拍数も上げられる。ズンバなどのダンス・プログラム、ラケット・スポーツ、チーム・スポーツ、武道もこの目的にかなっている。
・筋力トレーニング。全般的な健康状態や体調を考えるとこれも素晴らしい。前述の活動の中にも自然に組み込まれていることがある。

・課外授業として行いたいなら、一部のフィットネスを選んで、できるだけ自然の中で実施するようにする。

どのカテゴリーの運動でも、どんな場合でも、行ったことは必ず誰かに報告すること、そして誰かを巻き込んで定期的なルーティンにしてしまうことが役に立つ。症状に悩んでいる配偶者、友人、子どもと一緒に、夕食後のひとときにウォーキングをすれば、絆を深める時間も得られることになる。そして言うまでもなく、友人と一緒に運動することにすれば、日々の楽しみを増やすことにもなるのである。

第 8 章

薬物療法

恐れられるほど
鮮やかな効果

患者やその親から尋ねられる質問の中でもっとも多いのは「リタリンを信じていますか」というものである。この質問をする人が本当の意味で知りたがっているのは、ADHDの治療で薬物療法を取り入れる派の医師かどうか、ということだろう。だが、この質問を受けたときには、文字どおりに受け取って、こう答えたくなることもよくある。「リタリンは、宗教の教義か何かではありませんよ」と。もっといえば、リタリンはまた、多くの人があるいは信じているかもしれないように、悪（大手製薬会社のことだろう）の手先[*1]というわけでもないのである。それなのに残念なことではあるのだが、アデロールからゼンゼディ[*2]までADHDに処方される薬というのは、激しい議論を巻き起こしかねない、際どいトピックとなってしまっている。まるでその話になると分別までが失われてしまうかのようだ。世の中がこのような状況になってしまっているので、本書ではその分別を取り戻し、薬物療法が話し合いの場に乗せられるものになるように説明をしていきたいと思う。

＊1注：私たち著者2人はどちらも製薬会社から資金提供は受けていない。
＊2訳注：ゼンゼディもアデロールと同様、中枢興奮作用をもつアンフェタミン系薬の商品名。

価値あるツール

長期的にみたとき、もっとも重大な影響を及ぼせるのは、スキルを構築するという行為であり、適切な学校や職場を見つけ、適切な教師・メンター・仲間と出会い、人・活動・目的との間にポジティブなつながりのあふれる人生にすることである。しかし、短期的にみたときには、薬物療法ほど、コストに見合ったパフォーマンスの得られるものはない。実際、薬の処方を受けて、定期的に服用しさえすれば、ほかのどの治療法と比較しても遥かに著しい効果が、それも最速で現れる。早ければ服用から1時間で、効果が感じられることもある。治療のための道具箱が存在すると仮定してみるならば、そこに入っている道具の中でも、薬物療法は大きな価値のあるツールであるといえる。

とはいえ、医師が薬を処方するかどうか、そして患者が薬を服用するかどうかは、実証的な研究の結果に基づいて決められるべきである。信条や、インターネットや、勘で決められるべきではないということだ。もちろん、どのような効果を求めるかに基づいて決めるわけだが、はっきりとした、確認可能な証拠に基づいて行うようにしよう。これを果たすため、医師の側ではＡＤＨＤの人々に薬を処方する際、科学的な行為として行うようにしている。つまり、注意深く行われた無作為化対照試験から得た知見と、薬の有効性に疑いがないという確信の下に決定しているのだ。英国サウサンプトン大学のサミュエル・コルテーゼ博士が２０１８年、数々の研究を検証した大きな研究結果を発表しているのだが、その中でＡＤＨＤに対する薬物療法の効果を扱った無作為研究１３３本も調査対象になっている。この研究の結果からも、ＡＤＨＤに対して薬物療法を実施すると効果があることには疑いの余地がない、とわかっている。１００パーセントのケースで効果があるわけではないのだが（これはもちろんどの薬でもそうだ）、平均して70～80パーセントのケースで効果が確認されていたのだ。

薬物療法を軽視している人々や、薬を処方する医師を非難している人々は、あらゆる世代の人々が診療の場で日々語っている、絶望に満ちた話を聞いたことがないのかもしれない（そのような人々からの訴えは、私たちに対面で届けられるだけではなく、世界中からメッセージとしても届いている）。そして、薬物療法が驚くべき効果をもたらしており、何年も続いた無用な苦痛をわずか数日のうちに解消し、患者の母親や治療を始めたばかりの大人の患者が涙していることも知らないのかもしれない。薬物療法は苦痛を和らげるだけではない。実際に成功をもたらし、健康的になって人生を楽しめる状態にしてくれるツールなのである。このようなものを使うことを非難するというのなら、それは単に実態を知らないだけなのかもしれない。それなのに、非難の声が挙がっているのだから、と薬を試すことすら怖がっている人もいるのだから、気の毒なことである。

ＡＤＨＤの薬物療法に釘を刺すような人々や、薬物療法を始めるのを怖がっている人々の中にも、意外なことに、カフェインなどの刺激物を摂って、知らずに薬物療法のようなことをしている人は多い。毎日コーヒーを注文していたり、市販のエナジー・ドリンク（レッドブル、5アワー・エナジー*、モンスター・エナジー・ドリンクなど）を買い求めたりしているわけだ。このほかにも、十代や大人の間では、気分を高揚させ、覚醒《かくせい》レベルを上げ、認知を高めるために、穏やかな効能を謳《うた》う市販のいわゆる「ドラッグ」がたくさん使われている（たとえば、アドラフィニルやイチョウ葉エキスのサプリメントが「勉強用ドラッグ」として人気になっている）。しかし、こうした市販の製品を使う場合には、医師が刺激薬を処方する場合とは違って管理も行き届かないし、さまざまな副作用が現れてしまうこともある。そしてポジティブな効果があったとしても、長続きしない場合も多い。

＊訳注：5アワー・エナジー（5-hour Energy）は米国で販売されているエナジー・ドリンク。

タイミングを見極める

このように高い効果が見込め、安全性もあることがわかったとしても、子どもやあなた自身が薬物療法を始めるかどうかというのは、家族中に影響する重く苦しい決断になってしまうことが多い。そして、それはまた別のよくある悩みにもつながっていく。すなわち「薬を使わない療法から始めて、それが上手くいかなかったら薬を試す流れでもよいのか」という疑問である。薬物療法を試してみることに決めたとしても、**その開始タイミングはいつ**が最適なのか、という疑問が湧いてくるのだ。

第3章で話した、小脳を刺激する手法のことを考えても明らかなように、薬以外の療法を選択したとしても（結果がすぐに目に見えたり、感じられたりはしないにせよ）はっきりとしたメリットが得られることは、よくわかっている。ただ、そのような戦略も、薬理学的な立場から厳密に見ようとしてみたときには「1年間、目を細めて世の中を見る方法を試してみて、それからメガネを作ることを考えましょうか」と言っているようなものなのだ。

とはいえ、私たち著者2人は、自分から薬を飲もうと思わない限り飲むべきではないし、子どもに飲ませるべきでもない、とも強く思っている。実際、薬というのは**本人が飲みたがっているときの方**がよく効くのだ。これは、プラセボ効果によって引き起こされるものである。プラセボ効果とは、薬に限らず、手術、鍼《はり》治療、運動、コンタクトレンズ、次の食事に至るまで、**あらゆる**介入事項の効果を大きくしようとする心的能力が駆使された結果起きるものであり、これは実証されている現象である。

なんだ、プラセボ効果か、とこの考えを退けてしまわないでほしい。ＡＤＨＤの薬物療法を受けるかどうかを決めるにあたっては、プラセボ効果の要素を考慮から外さないでほしいのだ。思い返してみてほしい。やりたいと思って仕事をしているときにはどれほど成果が上がることか、就きたいと思っている仕事の場合には面接時ですらどれほど上手く立ち回れるか、と。あるいは、あなたが本当に欲しかったもの、犬、車、ボート、家などの世話や手入れは、なんと上手くできることだろう。ずっと行きたかったレストランの食事はなんと美味しく感じられることだろう。これを観たいと自分で決めた映画を観たときにはなんとも面白く感じられるし、自分が投票した大統領や自分を雇ってくれた上司（あるいは自分が雇った社員）は、なんとも魅力的に見えるではないか。

明白なことなので長々と論じるつもりもないのだが、このようなことこそ、多くの人が見過ごしている点であり、また、成功した幸せな人生にするための基本原則でもあるのではないだろうか。私たちは、自分が没頭したい活動、あるいは人に対して、夢中になっているときに上手くやれるのである。そして強制されたり、強要されたりしているときには、遥かに悪い結果になる。そう、行動自体は適切であってもその動機が不純な場合と同様、最良の薬であっても飲みたいという意思がなければ、出るはずの効果も出ないのだ。だから、子どもやあなた自身が薬物療法を快く受け入れられるようになって、薬を飲みたいと思えるようになるまで、薬物療法を開始するのは待ってみる、というのがよいだろう。

リスクとメリットを考える

レイティ医師がかつてカリフォルニア州でＡＤＨＤについて講演を行ったとき、終演後に、とある男性（ここではダンと呼ぼう）が近づいてきた。ダンは、９歳になる孫のスティーブンがＡＤＨＤだと診断されたばかりだ、と話してくれた。スティーブンは家でしょっちゅう癇癪《かんしゃく》を起こしていて、夕食の席に座っていられず、夜になっても宿題に集中することができないのだという。学校でも上手くやれず、すでに1年分は遅れを取っており、クラスメートからの評判もかんばしくないのだった。ダンは、医師から下された臨床診断については確信を持っているようだったが、スティーブンの両親が息子に制限を設けていないことについては、心配しているのだった。スティーブンの両親は、息子の主治医が薬物療法を始めるようにすすめているのに、それに対して抵抗感を示してもいるのだという。薬物療法を始めてしまえば息子に何か悪影響が出てしまうかもしれない、と彼らは怖がっていたのだ。つまり、両親はスティーブンに対してＡＤＨＤの烙印を押した挙げ句、障害のあるままの状態で放置している、というわけだった。**「そういう親にはどう言ってやればいいんでしょう?」**というのがダンの質問だった。

よく聞くストーリーではあるが、この話にはいくつかポイントがある。レイティ医師がダンに説明した内容を以下にまとめてみよう。まず、9歳ならば、管理体制や制限を設けるというのは、必須のことである。大人であれば簡単に対処法や、物事を整理する方法を考案したり、コーチを雇ったり、問題に気づいて治療の専門家に話したりできる。しかし、ＡＤＨＤを抱える子どもの場合には、親の助けを借りながら、限度とは何かを学ぶことが必要だ。加えて言えば、スティーブンの症状や行動を考慮するに、彼にとっては外遊びや運動がとても大切である。そのうえで睡眠、食事、テレビやスマホを見る時間に関して、良い習慣をもつことが、彼にとって不可欠となるだろう。

そしてダンの質問の中にある非常に重要なポイント、薬物療法をどうするかについてだが、それに関して、レイティ医師は次のような提案をした。スティーブンの両親には、リスクとメリットを真剣に分析することをおすすめしたい。カジュアルに会話の中で分析してもよいし、フォーマルにメリット／デメリットの表を一緒に作ってみてもよい。いずれにせよ、ＡＤＨＤがスティーブンの人生に対して学業面、社会面、感情面でどう影響するかを考えてみることが必要だ。スティーブンが自分のことを出来損ないだと思うようになるリスクはあるだろうか。それとも、すでにそう思うようになってしまっているだろうか。ブレーキをかけることができないという彼の特性が、人付き合いや、友だち作りに影響を及ぼしているだろうか。そして、悪化するスティーブの成績を速やかに向上させる別の方法を両親は何か見出せているのだろうか。

そのようにして、リスクとメリットについて評価してみるのだ。その際には、次のような質問に対する回答が重要になってくるので、この3つの質問について考えてみるとよい。

1―医療機関で相談する以外に、信頼できる情報源にもあたってこの障害について可能な限り調べているか。

2―医学療法以外に、できることをすべてやっているか（つながりをもつ、日常を構造化する、運動して質の良い睡眠をとる、よく食べる、瞑想するといった、良い習慣など）。

3―自分や大切な人の人生に、この障害が及ぼしているネガティブな影響はどの程度か。

選択肢を知る

こうした質問に答えた結果、自分や子どもが薬物療法を選択するべきだ、と判断したのなら、ではどのような薬を利用することができるのか、ということも理解しておく必要がある。私たち著者2人がこの分野への取り組みを始めた頃には、まだ使える薬の種類も限られていたのだが、現在では、たくさんの薬が出そろっている。刺激薬、刺激薬に類似した薬、そのほかに分類される薬が存在し、長時間作用の続く薬を利用することもできる。それでは、この章ではここから先、そうした各カテゴリーの薬について紹介し、解説も加えていくことにしよう。

ADHDの薬に関する限りでは、何かひとつの万能薬のようなものがあらゆる事例に通用するようなことはない、と心得ておくのが肝心である。生物精神医学の父とも言われているポール・ウェンダー教授（ユタ大学医学部）が述べた「薬というのは人によって、さまざまな分量で、タイミングが合ったときに効くものだ」というアドバイスが、的確に言い表しているとおりである。

医療機関にかかるときには、自分に効く薬の処方が見つかるまで、辛抱強く通い続けることが重要となる。ときには何種類もの薬を順次試さなくてはならないかもしれないし、著者たちが患者に処方しているように、さまざまな薬をそのときどきで飲み合わせることになるかもしれない。副作用、効果の出る期間とピーク、そしてポジティブ／ネガティブな影響の変化に目を光らせておくようにしよう。担当医が詳細を把握できればできるほど、あなたに合った効果的な治療計画が簡単に立てられるようになる。

刺激薬

ＡＤＨＤの治療では、刺激薬を使うということが、選択肢としてあり得る。刺激薬を使うと最大の効果が得られ、一方で副作用は最低限に抑えられる。これまでに薬物療法について70～80パーセントの事例で効果が確認されたと紹介したが、そのうちの大部分のケースでは刺激薬が使用されているか、研究の対象となっている。とはいえ、処方薬というものには懸念がつきまとってしまうことが多く（ときにはそれが的を射ていることもあるのだが）、ＡＤＨＤに処方される刺激薬についても懸念されている点はある。そう、それは刺激薬に対して依存したり、刺激薬を乱用したりするようにはならないか、という心配である。だが、そうした問題が起きることは、思いのほか少ないのだ。そのような懸念については、この後でも簡単に説明していく。

刺激薬というのは、2つの主要カテゴリーに分類される。**メチルフェニデート(methylphenidate)系の刺激薬**（コンサータ、リタリン、フォカリン、メタデート、クィリヴァント、OROS-MPH）と、**アンフェタミン系の刺激薬**（アデロール、デキセドリン、エベケオ、ビバンセ、マイデイイズ）である。

ひょっとすると人によっては、脳がすでに超高速で動いているのに、そこへ刺激薬とされるものをなぜ使うのか、すぐにはピンとこないかもしれない。その答えは、刺激薬の実際の働きを考えてみるとわかってくる。刺激薬が行うのは、ドーパミンやノルアドレナリンのレベルを上昇させることなのだ。そして、このドーパミンとノルアドレナリンこそが、ＡＤＨＤの脳内で上手く作用していない神経伝達物質なのである。刺激薬で脳内のブレーキ機能を刺激している、と考えるとよいかもしれない。ブレーキ機能を刺激してやれば、結果としてコントロールをより利かせられるようになる。

ドーパミンのレベルが上がることによって、神経細胞が「手際よく」相互に情報を伝達できるようになるのだ。ノイズが減って脳内のおしゃべりが静まり、適切な経路に沿えるようになる。混乱や不安に陥りやすくなっている状態のときは、そうした信号情報がはっきりしていないのである。

ドーパミンはまた、モチベーションを高める効果も発揮する。このことはブラウン大学の心理学者アンドリュー・ウェストブルック氏らによる2020年の研究でも示されている。この研究では、メチルフェニデート薬を服用する人々の多くで脳深部のモチベーションを司る領域（**尾状核《びじょうかく》、caudate nucleus**）に、使用可能状態のドーパミン量が増えているとわかり、結果として難しいタスクにも取り組もうという気持ちも高まっていることが実際に測定された。メチルフェニデート薬を使っていなかった人々の方が、より簡単なタスクを選択する、という結果が示されている。

ドーパミンを増やそうとするのであれば、薬以外の方法を使っても実現することはできる。まずは、健康的な選択肢から紹介することにしようか。それは運動する、創作活動に取り組む、人々や高い目標とつながりをもつ、などの手法である。一方で生産的ではない選択肢もある。それは炭水化物に耽溺《たんでき》する、ドラッグ（アルコール・コカイン・マリファナ・ザナックスなど）を乱用する、ギャンブル・買い物・セックス・仕事依存などの強迫的な活動に没頭する、などの手法である。つまり、社会的に適応している形でドーパミンを出す方法を身につけないと、さまざまな依存につながってしまうのだ。そして逆にその方法を身につければ、楽しく成功した人生が待っているというわけだ。

それでは、ノルアドレナリンのレベルが上がると、どうなるのだろうか。ノルアドレナリンが増すと、覚醒《かくせい》度が上がってはっきりと目覚めた状態になる。環境から情報を取り入れる力が向上するので、意識を順応させやすくなる。いわゆる「空気を読む」能力が上がって、視覚面・聴覚面での理解がクリアになってくる。

ノルアドレナリンの場合でもドーパミンの場合でも、刺激する対象となるのは私たちの実行機能である。この実行機能をコントロールしているのは脳のＣＥＯとして知られる前頭《ぜんとう》前皮質、すなわち、重要な物事の計画・選別・順序づけを行い、記憶を促進し、結果を評価する部位だ。この部位によって実行機能が働くと、ブレーキ機能を利かせやすくなる。ということは、不適切な反応、衝動的な行動、次に飛び込んでくる内的もしくは外的な刺激の誘惑にストップをかけられるようになるのである。

さて、では先ほど述べた、刺激薬には2種類あるという話に戻ろう。メチルフェニデート系とアンフェタミン系、それぞれの相違点について触れておきたい。メチルフェニデート系の薬（リタリンなど）では、ノルアドレナリンに比べてドーパミンのレベルの方が少し高くなる。アンフェタミン系の薬（アデロールなど）では逆になり、ドーパミンに比べてノルアドレナリンの方により効果が現れるが、その差はやはり小さなものである。

そして、刺激薬についてもう少し補足するなら、年齢層によっても効果に若干違いがあることが研究でわかっている。子どもや十代の場合には、メチルフェニデート系の方が少しだが効果が高い。成人の場合には、アンフェタミン系の方がわずかながら高い効果が見られている。ほとんどの刺激薬については、試験時にプラセボ薬に比べて忍容性《にんようせい》*が低いことがわかっているが、その程度は想定される範囲内にとどまっている。

*訳注：忍容性とは、副作用が患者にとってどれほど耐えられるものかの程度を示したものである。

刺激薬に類似した薬

では、刺激薬に類似した薬とはどのようなものなのか。それは、文字どおり刺激薬に似ていて、ドーパミンやノルアドレナリンのレベルを上げるのだが、作用をもたらす仕組みがかなり異なっているものである。商品名としてはウェルブトリン、ストラテラ、ノルプラミンといったものが該当する。これらの薬は元々、抗うつ剤として開発されたが、その後ＡＤＨＤに効果があるとわかったものだ。刺激薬と比較するとその効果は長く続き、朝か夜のどちらかに飲めばよいだけのものもある。そして、この種の薬には、乱用の危険性がまったくない。ということは、薬物乱用リスクのある人々にとっては、良い選択肢となる。また、刺激薬を服用すると副作用の出る人が、代替薬として使うこともできる。ただ、このカテゴリーの薬を飲んで効果があるのはＡＤＨＤの人々の中でも一部のみに限られてしまう。しかし、効果が出る人の場合には素晴らしくよく効く（ただ、それに該当するかどうかは事前にはわからない）。そして一方のマイナス面を挙げるとすれば、臨床現場においてこのタイプの薬が、刺激薬に匹敵するほどの高い効果を示したケースはほとんどない、ということが言える。また、効き目が現れるまでが遅く、効果がピークに達するまでには数週間かかることもあり、よくある副作用もいくつか確認されている。たとえば、不眠、興奮、口の乾き、吐き気、頭痛、便秘などが見られており、さらにノルプラミンの場合には不整脈も報告されている。

さて、前述したものとは別に、刺激薬に類似した薬として、モダフィニル（商品名：プロビジル）*というものもある。これはヒスタミン系とドーパミン系の両方を刺激して、覚醒《かくせい》を促し注意力を高める薬である。元々はナルコレプシーの薬として夜勤の看護師やパイロットなどのシフト勤務する人々によく使われていたのだが、ADHDの人々にも効果を得ることができる。また、この薬について言えば、8〜12時間にわたってとてもなだらかに効果を示し、副作用も最小限に抑えられるという点も、長所だろう。ただし、ADHDに対するこの薬の適用は、FDAの承認対象外となっているので保険適用が困難になることもあり、この薬を服用したことで不安や不眠が現れる人もいる。

それともうひとつ、刺激薬に類似した薬として特筆すべきものに、アマンタジンがある。これは元々、１９６６年に抗ウイルス薬として発売されたものだが、当初からパーキンソン症候群の症状（震え、こわばり、注意力の困難）の緩和にも用いられていた。アマンタジンは、ドーパミン系に影響を及ぼし、弱めだがドーパミンに代わるような働きを示す。また、ドーパミンによる実際の集中力の高まりを促進する、別の神経伝達物質のことも刺激する。そのため、現在ではアルツハイマー病、頭部外傷、ＡＤＨＤに伴う注意力の困難を治療するためにも使われるようになり、一定程度の良好な効果が確認されているのだ。ＡＤＨＤに対する適用については今のところＦＤＡの承認対象外なのだが、完全承認に向けて調査が進められている。アマンタジンの長所は、なだらかな効果が最大24時間続き、副作用もわずかだということだ。依存性もなく、規制薬物でもないので、リフィル処方箋《しょほうせん》を利用できる場合もある。

＊訳注：モダフィニルは、日本ではモディオダールという商品名で知られている。

そのほかに分類される薬

刺激薬にも、刺激薬に類似する薬にも、ぴったり当てはまらない薬というのもたくさんある。ここから先では、そのような薬を「そのほかに分類される薬」として紹介していこう。この分類に該当するものとしては、クロニジンと、その姉妹薬であるグアンファシンが挙げられる。なお、グアンファシンは、長時間作用する薬としてインチュニブという商品名で、宣伝・販売されている。この2つの薬は、どちらも血圧関係の薬として古くから使われてきたもので、単独で使っても刺激薬と組み合わせても、極めて効果的である。興奮、攻撃性、感情面での過敏性を鎮めるだけでなく、集中力や注意力を促進する効果も得られる。

このような薬が重視されるようになったのは、**拒絶過敏症（rejection-sensitive dysphoria, RSD）**という障害があることが、新たにわかってきたからである。これは人生において重要な人から拒絶されたり、馬鹿にされたり、批判されたりしていると知覚したときや、想像したときに、感情面で極度の苦痛が引き起こされるというものである。RSDはたとえば自分が設定した高い水準や、ほかの人からの期待に応えられないなど、何かを達成できなかった感覚によっても引き起こされる。

拒否に敏感、というのはADHDの特性の一部でもある。第1章で触れたように、ADHDの人々には、普通の人生に起こる「些細《ささい》なこと」にこだわって、その影響力を増幅させる傾向がある。RSDの人もそうだが、ADHDの人というのは過度に用心深くなることもよくあるので、そのような影響の及ぶ感情のことをどんな犠牲を払ってもなくそうとする。その結果、ほかの人の意図を読み違えることになったり、予期される事態を避けようと引きこもったりすることになるのだ。RSDを抱えていると、攻撃性を爆発させたり、短気になって癇癪《かんしゃく》を起こしたりするようになる場合もあるが、それは想像上の数々の脅威に対抗しようとしているからである。

RSDについては患者数の調査も行われており、ウィリアム・ドットソン氏という素晴らしい精神科医がそれを率いているのだが、彼曰く、このような感情の状態に名前が付いていることを知るだけでも、患者は安心するのだという。RSDだけでも、

RSDとADHDを併発したケースであっても、自分は独りぼっちではないと知ることが違いをもたらす。名前が付いているから積極的に抑え込めるようになり、絶望に向かう負のスパイラルもくい止めることができる。なにしろ、深刻なRSDの場合でも、約3分の1の人々はクロニジンとグアンファシンの組み合わせを服用することで絶望を逃れ、楽になることができるのである。しかも、これらの薬には乱用のリスクもまったくない。ただし、血圧を大幅に低下させることがあるので、断薬する際には徐々に行う必要がある。そうしないと、断薬後に血圧や心拍数が大きく上昇してしまう可能性があるためだ。

さて、私たち著者2人がこの分野に取り組み始めてから、40年以上の月日が経つ。その間、ADHDの薬物療法において、劇的な変化といえることはそう多くは起こらなかったのだが、ひとつゲームチェンジャーとなったものを挙げるとすれば、それは「長時間作用型」の刺激薬というコンセプトであろう。かつては、ADHDの薬の効果が持続する時間といえば、平均で4時間だったのだが、今では長時間作用してくれる薬が現れたので、比較的症状のない状態を最大12時間も保てるようになった。2006

年の研究によると、短時間作用する薬を服用している患者が治療に満足している割合は40〜50パーセントだったが、その一方で長時間作用する薬を服用している患者は実に70パーセントが治療に満足していたという。しかも、長時間作用のメリットはそれだけにはとどまらない。というのも、私たちADHDの人々にとっては、一日に何度も薬を飲む必要があるとなると、それを思い出すのもひと苦労だからだ。というわけで、長時間作用型の刺激薬が登場するやいなや、すぐ標準的な治療方法として採用された、というのも容易に理解できる。

その長時間作用型の中でも比較的新しい、一風変わった薬として（これは刺激薬に分類されるものだが）ビバンセのことにも触れておこう。2008年に承認されたこの薬に関して言えば、乱用（鼻から吸う、注射するなどの形で使用すること）は不可能となっている。というのも、この薬の送達システムは独特であり、腸の赤血球の中で酵素により活性化されることで作用するからだ。この珍しい送達システムのために効果もより長く続く。12〜16時間持続すると謳《うた》われているが、集中して効果の現れる時間は平均して10時間ほどだろうか。このビバンセが、市場に出回る薬の中でも特に人気を集めるようになってきている。長時間作用型であることに加え、水にも完全に溶ける薬なので、錠剤を嫌う子ども向けに液状にしても簡単に管理することができるのだ。また、服用のタイミングについても、食間・食後を問わないものなので、与える側の親の方にも選択肢が増える。

長時間作用型で、斬新《ざんしん》な送達システムを特長としている薬といえば、マイデイイズ*もそれに該当するだろう。こちらはさらに新しく2017年に発売されたもので、キャッチーな名称も示しているとおり、朝、昼、晩と3段階で作用し、16時間にわたって持続する効果を謳《うた》っている。

このように、長時間作用型の薬というのも、とても人気を集めるようになってきている。しかし、薬物療法に初めてトライするという場合は、まずは短時間作用型の刺激薬を試して、その薬剤への忍容性《にんようせい》が高いことが判断できるまで使ってみることをおすすめする。

*訳注：マイデイイズも刺激薬に分類される薬である。

依存と乱用

さあ、ここらではっきりさせておこう。刺激薬や、刺激薬に類似する薬を早い段階から飲んでいると、その後の人生で依存症に陥りやすくなってしまうのか？　いやいや、そうはならないのだ、そうではなく、**陥りにくくなるのである。**これはどういうことなのか、説明していこう。まず、さまざまな物事への**依存というのは、その80パーセント**が13～23歳の時期に始まる。そしてＡＤＨＤの人の場合には普通の人よりもずっと依存に陥りやすくなる傾向があるわけだが、そこへ刺激薬を飲んでおくとどうなるか。実はそれによって、後々何かの物事に依存する**リスクが低減される効果が得られる**のである。ということは、すなわち、13歳を迎えるまでの間に刺激薬の服用を始めておくというのは、大きな意味のあることなのだ。

依存と乱用の問題というのは、ＡＤＨＤの薬を飲みたがらない人々が、大いに懸念している点である。それも無理もない話で、現状、ＡＤＨＤの薬というのは高校生や大学生の間で乱用ドラッグの筆頭グループに入ってしまってもいる。とはいえ、そうした状況では大半の場合、ＡＤＨＤの人向けのはずの刺激薬が、ＡＤＨＤと診断もされていないような人々に不適切に使われているのだ、と気づいておくことが重要だ。そのように「定型発達」でありながら乱用に走っている人々というのは、遅くまで勉強するためや、アルコールやマリファナといった別のドラッグと併用してよりハイになるためなど、ティーンエージャーの頃にしか思いつかないような理由でＡＤＨＤの薬を飲んでいるのである。

そのような場合に比べ、ＡＤＨＤの当事者が意図的に刺激薬を大量に飲んでしまうケースは少ない。ＡＤＨＤの人でも刺激薬で適切な治療を受けている場合には、一般の人よりも遥かに何かの薬物依存になりにくく、刺激薬を使っていないＡＤＨＤの人と比べても明らかに依存に陥りにくいことが、長期的な研究の結果からわかっている。

一方で、治療を受けていない十代のＡＤＨＤの子どもたちは、5～10倍、何らかの薬物に依存してしまいやすい。とはいえ、それらの人々は精神科でなるべく多くの処方薬をもらいたがったり、錠剤の数を増やしてもらいたがったりするのでは、という声もよく聞かれるが、それもまた、事実ではない。では、実際には何が起きているのかというと、1か月にこれくらいは飲んでほしい、という処方量を飲みきってもらえないというのが、大きな問題のひとつになっている。薬を飲み続けてもらうことに苦労しているのであって、強力な薬を過剰《かじょう》摂取しようとする患者の企みを防ぐことには、困っていないのである。刺激薬の場合でも、効果が切れると多少の離脱症状があるといわれるが、それは毎晩起こる微小な症状であり、気づかれないこともあるほどだ。ただし、疲労感、不安、攻撃性をはじめとした種々の症状の高まりが見られることもある。それについては、以降の副作用の項で説明しよう。

副作用

ＡＤＨＤの薬で特によく見られる副作用といえば何だろうか。それは、イライラ、口の渇き、睡眠障害、頭痛、食欲不振などである。時間の経過とともに、心拍数や血圧の上昇が（わずかながらではあるが）見られることもある。そのため、長期的に心臓への悪影響があるのではないか、と心配している人もいるのだが、最近の研究によればその影響はないか、あってもわずかだという。とはいえ、何かの薬を服用するときにはいつでも注意が必要だ。だから、処方を受けている間、特に飲み始めの頃には、医師に注意深く観察していてもらうことが極めて大切である。

最後にもうひとつ大事なことを話しておこう。ＡＤＨＤを処方薬で治療すると、幸せな副作用、というのも現れてくる。適切な診断がなされて治療が行われると、ＡＤＨＤの症状のほかにも改善する点が出てくるのだ。すなわち、不安やうつ状態といった2次的な問題を防ぐことができるようにもなるのである。

遺伝子検査で薬を選択

このところ、がんの治療においては、患者の遺伝子を研究して種々のがんを示すバイオマーカーを見出して、患者の遺伝子プロフィールに基づく治療計画を立てるようになったことで、目覚ましい成果が上がるようになっている。それを受けて当然のことながら、精神疾患関連の遺伝子検査についても科学者たちの目が向けられるようになった。実際、しばらく前から私たち著者２人のような臨床医が、患者のＤＮＡサンプル（唾液、血液、皮膚、あるいは髪の毛でもよい）を企業に送ると、そのサンプルを検査して遺伝子分析結果を提供してくれるような状況になっている。

この分析結果から、どの医薬品や処方薬を使えばよいかわかるようになるとよいのに、と患者も臨床医も期待しているところだ。だが、一流の専門家たちに意見を聞いてみても「見込みはあるが、まだそこまでは」とおしなべて同じ答えが返ってくるばかりである。というわけで、臨床現場では、薬を選択するにあたって日常的に遺伝子検査を活用するまでには至っておらず、患者から強い要望のあるケースで行うだけにとどまっている。なお、もちろん、遺伝子検査には何の痛みも伴わない。伴うとしたらお財布の痛みくらいで、検査内容や検査企業、保険対象範囲に応じて最高で２,０００ドル[*1]くらいになるだろうか。

というわけで、患者も医者も、遺伝子の分析結果から最適な薬はどれなのか、はっきりわかるわけではない。それはまだ見ぬ未来の「どこか」でわかる話であって、誰もが願っていることではあるが、実現するまでには至っていない。それでも、遺伝子検査の結果からは、極めて価値のある情報がもたらされる。それは、特定の薬をその人がどれくらい速く代謝するかという情報である。これは服薬にあたって大いに役立つ情報となり、たとえば特定の酵素をもたない患者のケースなどでは大惨事を防止することにもつながってくる。

遺伝子検査を行う企業の中でも、私たち著者2人が本当に気に入っているのは、シカゴのテンパス社（Tempus）[*2]という会社である。同社を2015年に創立した男性は、妻のがんの治療計画が立てられる際、医師の側で利用できる遺伝子データがないことに驚き、起業することにした。その状況を変えようと、自ら会社を立ち上げることにしたのである。

というわけで、がん関連の検査を行っていた同社であるが、2018年からは精神医学の分野にも目を向け始めたのである。多くの企業においては「スモール・パネル・

シーケンシング」という方式で12〜15種類の遺伝子を検査対象とし、処方できそうな薬の情報を提供しているのだが、そのような状況の中でテンパス社は「全エクソーム・シーケンシング」という検査方式を採用したことで、突出した存在になった。ＤＮＡ配列には、**エキソン**という遺伝情報の書き込まれた領域があって、ここでＤＮＡの働きが決定づけられている。ちなみに、イントロンという領域もあるがこちらの機能についてはまだ議論が収まっていない。現状では行動を傍観する存在と見られているが、自然が作り出すものに傍観する存在というのは稀なので、何か不可欠な機能がありそうではある。とはいえ、エキソンの方が、とても重要な存在なのは確かである。そして、このエキソンがまとまったものが、エクソームなのである。

そのエクソームのすべて、すなわち全エクソームを対象とした検査が行われているわけだが、この検査がなぜ重要かというと、エクソームを翻訳する過程において、最初は無関係なデータが広大に続いているかのように見えた場所に、さまざまなバイオマーカーが浮かび上がってくることがあるからである。だから、テンパス社ではエクソームを収集し、検査することで、全体像を把握しているのである（なお、同社では、このほかに両親の個人歴や家族歴も収集して、エクソームの翻訳過程に役立てている)。

スモール・パネル・シーケンシングの方が一般的ではあるのだが、そうではなく全エクソーム・シーケンシングを採用したことで、同社はいくつもの新しい発見の基礎を築いた。さらには、患者や医師が話し合う際の材料となるような情報を他社よりも多く提供する結果にもなっている。

得られる情報が多いのであれば、コストもそれだけ上がると思われるかもしれないが、それがそういうわけでもないのだ。テンパス社は、この検査を保険会社の補償対象とするように求めており、しっかりした資金援助プログラムも整備され、患者に過度の経済的負担がかからないようになっている。だから、検査を申し込んだ人が自腹で払う金額は100ドル程度で収まることがほとんどだ。[*1] 多くて100ドルの費用をかければ、はっきりとした方向性をつかむことができるのだから、かつて検査につきまとっていた経済面での悩みは、多くの患者にとって解消されたといえるだろう。

こうして考えてみると、薬を処方するにあたって日常的に遺伝子検査を利用するという段階も、少なくとも検討すべき時期を迎えているのかもしれない。

*1 訳注：日本でも発達障害に対する遺伝子検査の導入は始まっているが、米国とは状況が異なるため料金の目安なども異なる。
*2 注：ハロウェル医師もレイティ医師もテンパス社から報酬は受け取っていない。ランチ程度の利害関係もないクリーンな関係だ。

処方薬の一覧

ＡＤＨＤ治療に使われている刺激薬、刺激薬に類似する薬、そのほかに分類される薬について、もう少し詳しく紹介しておこう。次ページから、理解に役立つ表を掲載するので参考にしてほしい。この表は元々、**雑誌『アディテュード**（ADDitude）』に掲載されたものなのだが、許可を得て本書に再掲載させてもらっている。アディテュード誌は、臨床医と患者、どちらにとっても有用な情報源である。

ADHDの薬一覧

	効果持続時間	服用上の注意	日本での保険適応
	12時間以上	カプセルを開けて中味をアップルソースとともに完全に飲み込む形でも服用可能。	
	12時間	カプセルを開けて中味をアップルソースとともに完全に飲み込む形でも服用可能。	
	12時間	必ず噛まずに飲み込むこと。非吸収性シェルは便として排出される。	あり
	12～13時間	グレープ味。唾液で溶かす形でも服用可能。	
	9時間（貼付時）	貼り付け時間を変えることで効果持続時間をコントロール可能。皮膚発疹や過敏体質に注意すること。パッチは適切に処分すること。最初の6時間は徐々に効果が増大する。	
	12～14時間	就眠前に服用することで早朝の症状をコントロール可能。	
	8～10時間	カプセルを開けて中味をアップルソースとともに完全に飲み込む形でも服用可能。	

薬名	処方設計	調合
メチルフェニデート		
アドハンシアXR（アドロン・セラピューティックス社：Adlon Therapeutics）	徐放性カプセル 25mg、35mg、45mg、55mg、70mg、85mg	多層粒子入りカプセル。即時放出層20パーセント、統制放出層80パーセント。
アプテンシオXR（ロードス・ファーマスーティカルズ社：Rhodes Pharmaceuticals）	徐放性カプセル 10mg、15mg、20mg、30mg、40mg、50mg、60mg	多層粒子入りカプセル。即時放出層40パーセント、徐放層60パーセント（第2ピーク7〜8時間）。
コンサータ（注1）とそのジェネリック（ジャンセン社：Janssen、その他）	徐放性タブレット 18mg、27mg、36mg、54mg	OROSオスモティック・ポンプ技術適用タブレット。2層性放出。第1ピーク1時間（22パーセント）、以後徐放作用9時間（78パーセント）。薬局取り扱い向けの代替品としてはパトリオット社製のみ認可。
コテンプラXRODT™（NEOSセラピューティックス社：NEOS Therapeutics）	徐放性口腔内崩壊タブレット 8.6mg、17.3mg、25.9mg	溶解性タブレット。即時放出微粒子25パーセント、以後徐放分75パーセント。
デイトラーナ®（ノーヴェン・セラピューティックス社：Noven Therapeutics）	経皮パッチ 10mg、15mg、20mg、30mg	薬剤は接着層に付着。1日1回貼り替え。
ジョーネイPM™（アイアンショア・ファーマスーティカルズ社：Ironshore Pharmaceuticals）	遅延放出性/徐放性カプセル 20mg、40mg、60mg、80mg、100mg	ディレクシスの2重徐放システム。外層の遅延放出は最大10時間。内層で日中の放出分をコントロール。
メタデートCD（UCB社：UCB.Inc.）	徐放性カプセル 10mg、20mg、30mg、40mg、50mg、60mg	ディフキャップス・カプセル。即時放出粒子30パーセント、遅延放出粒子70パーセント（注2）。

	効果持続時間	服用上の注意	日本での保険適応
	3～4時間	グレープ味。	
	6～8時間	噛まずに飲み込む。砕いたりなめたりしない。	
	3～4時間	グレープ味。透明液剤。常温保存。	
	8時間	チェリー味。食後・食間を問わず服用可能。	
	12時間	フルーツ味。食後・食間を問わず服用可能。10秒以上瓶を振ってから服用。常温保存可能。	
	3～4時間	急激な服用開始や中断では副作用の種類と強度が増加。	
	8～12時間	カプセルを開けて中味をアップルソースとともに完全に飲み込む形でも服用可能。	

薬名	処方設計	調合
	メチルフェニデート	
メチルフェニデートHCl （ルピン社：Lupin）	チュアブル・タブレット2.5mg、5mg、10mg	メチルフェニデートHCl
メチルフェニデートHCl （マリンクロット・ファーマスーティカルズ社：Mallinckrodt Pharmaceuticals）	徐放性タブレット10mg、20mg	メチルフェニデートHCl
メチリン™液剤とジェネリック （塩野義製薬、その他）	経口液 5ml/5ml、10mg/5ml	メチルフェニデートHCl
クィリチュウER™ （トリス・ファーマスーティカルズ社：Tris Pharmaceuticals）	徐放性チュアブル・タブレット20mg、30mg、40mg	即時放出分30パーセント、徐放分70パーセント。
クィリヴァントXR® （トリス・ファーマスーティカルズ社：Tris Pharmaceuticals）	徐放性経口懸濁液 25mg/5ml	即時放出分20パーセント、徐放分80パーセント。
リタリン®とジェネリック （ノバルティス社：Novaltis、その他）	短時間作用型。即時放出タブレット5mg、10mg、20mg	メチルフェニデートHCl
リタリンLA® （ノバルティス社、Novaltis）	徐放性カプセル10mg、20mg、30mg、40mg、60mg	スフェロイド経口薬吸収システム（SODAS）技術によるカプセル。即時放出粒子50パーセント、遅延放出粒子50パーセント（第2ピーク4時間後）。（注2）

	効果持続時間	服用上の注意	日本での保険適応
	8時間	噛まずに飲み込む必要がある。決して砕いたりなめたりしない。	
	4〜6時間	単離活性化D異性体。メチルフェニデート投与時のおよそ2分の1を服用する。	
	8〜12時間	カプセルを開けて中味をアップルソースとともに完全に飲み込む形でも服用可能。	
	10〜12時間	オレンジ味。食後・食間を問わず服用可能。服用分を取り分ける際は十分に瓶を振ること。	
	10〜12時間	タブレットは唾液で溶かしてもよい。	
		バブルガム味。食後・食間を問わず服用可能。服用分を取り分ける前には瓶を振ること。常温保存可能。	

薬名	処方設計	調合
メチルフェニデート		
リタリンSRA® **（ノバルティス社、Novaltis）**	持続放出性タブレット 20mg	メチルフェニデートHCl
デクスメチルフェニデート		
フォカリン®とジェネリック **（ノバルティス社、Novaltis）**	短時間作用型。即時放出タブレット® 2.5mg、5mg、10mg	デクスメチルフェニデート塩酸塩
フォカリンXR®とジェネリック **（ノバルティス社、Novaltis）**	徐放性カプセル5mg、10mg、15mg、20mg、25mg、30mg、35mg、40mg	SODAS技術によるカプセル。カプセル含有中、即時放出粒子50パーセント、遅延放出粒子50パーセント（注2）。
アンフェタミン		
アドゼニスER **（ネオス・セラピューティックス社、Neos Therapeutics）**	徐放性経口懸濁液 1.25mg/ml	即時放出粒子50パーセント、遅延放出粒子50パーセント。
アドゼニスXR ODT™ **（ネオス・セラピューティックス社、Neos Therapeutics）**	徐放性口腔内崩壊タブレット 3.1mg、6.3mg、9.4mg、12.5mg、15.7mg、18.8mg	溶解性タブレット。即時放出粒子50パーセント、遅延放出粒子50パーセント。
ダイアナベル®XR **（トリス・ファーマスーティカルズ社：Tris Pharmaceuticals）**	徐放性経口懸濁液 2.5mg/ml	口腔内崩壊錠。

	効果持続時間	服用上の注意	日本での保険適応
	3～4時間	初回服用は起床時とする。	
	5～10時間		
	3～6時間	バブルガム味。食後・食間を問わず服用可能。服用分を取り分ける前には瓶を振ること。常温保存可能。	
	4～6時間	初回服用は起床時とする。	
	4～6時間		
	4～6時間	食後・食間を問わず服用可能。	

薬名	処方設計	調合
デキストロアンフェタミン		
デキセドリンとジェネリック （アメンドラ・ファーマス―ティカルズ社：Amendra Pharmaceuticals、その他）	短時間作用型タブレット 5mg、10mg	デキストロアンフェタミン硫酸塩
デキセドリンER®とジェネリック （アメンドラ・ファーマス―ティカルズ社：Amendra Pharmaceuticals、その他）	徐放性スパンスル 5mg、10mg、15mg	デキストロアンフェタミン硫酸塩。持続放出性スパンスル。初回服用時は即時放出。以降は徐々に放出される。
プロセントラとジェネリック （インデペンデンス・ファーマ社：Independence Pharma、ディス・ファーマ社：This Pharma、その他）	経口液 5mg/5ml	デキストロアンフェタミン硫酸塩
ゼンゼディ （アーバー・ファーマス―ティカルズ社：Arbor Pharmaceuticals）	即時放出タブレット 2.5mg、5mg、7.5mg、10mg、15mg、20mg、30mg	デキストロアンフェタミン硫酸塩
メタンフェタミン		
デソキシンとジェネリック （レコルダティ・レア・ディジーズ社：Recordati Rare Diseases、その他）	即時放出タブレット 5mg	メタンフェタミン
混合アンフェタミン塩		
アデロール®とジェネリック （コアファーマ社：CorePharma、その他）	短時間作用型。即時放出タブレット5mg、7.5mg、10mg、12.5mg、15mg、20mg、30mg	デキストロアンフェタミンサッカリン酸塩、アンフェタミンアスパラギン酸、デキストロアンフェタミン硫酸塩、アンフェタミン硫酸塩

	効果持続時間	服用上の注意	日本での保険適応
	4～6時間	食後・食間を問わず服用可能。	
	10～12時間	カプセルを開けて中の粒子をアップルソースとともに完全に飲み込む形でも服用可能。	
	14～16時間	カプセルを開けて中味をアップルソースとともに完全に飲み込む形でも服用可能。	
	4～6時間		
	10～13時間	カプセルを開けて中味を水、ヨーグルト、またはオレンジジュースに溶かす形でも服用可能。溶かした後はすぐに服用のこと。	あり
	10～13時間	ストロベリー味。食後・食間を問わず服用可能。	あり

薬名	処方設計	調合
混合アンフェタミン塩		
アデロール®とジェネリック **（コアファーマ社：CorePharma、その他）**	短時間作用型。即時放出タブレット 5mg、7.5mg、10mg、12.5mg、15mg、20mg、30mg	デキストロアンフェタミンサッカリン酸塩、アンフェタミンアスパラギン酸、デキストロアンフェタミン硫酸塩、アンフェタミン硫酸塩
アデロール®XRとジェネリック **（武田薬品工業、その他）**	徐放性カプセル 5mg、10mg、15mg、20mg、25mg、30mg	マイクロトロール送達システムによるカプセル。即時放出粒子50パーセント、遅延放出粒子50パーセント（注2）。
マイデイイズ **（武田薬品工業）**	長時間作用型カプセル 12.5mg、25mg、37.5mg、50mg	長時間作用型。3種類の粒子。混合アンフェタミン塩製剤
アンフェタミン硫酸塩		
エベケオ **（アーバー・ファーマスーティカルズ社：Arbor Pharmaceuticals）**	即時放出タブレット 5mg、10mg	デキストロアンフェタミン50パーセント、レボアンフェタミン50パーセント。
リスデキサンフェタミン		
ビバンセ® **（武田薬品工業）**	長時間作用型カプセル10mg、20mg、30mg、40mg、50mg、60mg、70mg	リスデキサンフェタミンメシル酸塩。ピークは3.5時間（注2）。
ビバンセ® **（武田薬品工業）**	チュアブル・タブレット 10mg、20mg、30mg、40mg、50mg、60mg	リスデキサンフェタミンメシル酸塩。ピークは3.5時間（注2）。

	効果持続時間	服用上の注意	日本での保険適応
	24時間	選択的ノルアドレナリン再取り込み阻害剤。服用開始から数日～1週間で効果を発揮。最大効果を得るまでに数週間かかる場合がある。カプセルは噛まずに飲み込む（粉末が刺激性のため）。2回に分けて服用すると副作用を低減可能。	あり
	24時間	タブレットは噛まずに飲み込むこと。	
	24時間	タブレットは噛まずに飲み込むこと。高脂肪食で吸収量が増大し毒性が現れる場合がある。FDAで承認されている1回量は最大7mg。	あり
	24時間	穏やかな効果。完全に効果を発揮するまで8週間かかる。IRは1日3回、SRは1日2回、XRは1日1回服用。	

注1：現在「ジェネリックのコンサータ」として処方設計されているもののほとんどは信頼性に欠け、ABステータスがBX（「製薬会社のブランド名のついた薬の代替にはならない」）まで格下げされている。2019年9月時点で、患者はパロット・ジェネリック、つまりブランド名を所有するメーカーにより「承認された」薬に限って利用できる。

注2：高脂肪食で管理する場合、服用分の一部の吸収率に影響する場合があるが、吸収される全服用量に対する影響が重大になることはない。

薬名	処方設計	調合
アトモキセチン		
ストラテラ®とジェネリック （イーライリリー社：Lilly、その他）	長時間作用型カプセル 10mg、18mg、25mg、40mg、50mg、80mg、100mg	終日持続 アトモキセチン
クロニジン		
カプベイとジェネリック （アドバンス・ファーマスーティカルズ社：Advanz Pharmaceuticals、その他）	徐放性タブレット 0.1mg、0.2mg	クロニジン塩酸塩
グアンファシン		
インチュニブ™とジェネリック （武田薬品工業、その他）	徐放性タブレット 1mg、2mg、3mg、4mg	グアンファシン
ブプロピオン		
ウェルブトリン XL® （バリアント・ファーマスーティカルズ社：Valeant Pharmaceuticals）	徐放性タブレット 150mg、300mg	ブプロピオン HCL

日米の治療薬の違いについて

日本人もアメリカ人も人間に変わりはなく、病気の種類や治療薬は同じはずです。ところが多くの国では、治療薬はその国の国民に使用して効果があり、また副作用が少ないことを国の機関（日本では厚生労働省、米国では米国食品医薬品局）の規定にしたがって製薬会社が証明しなくては、使用することが許されていません。

本書で紹介されているADHDの治療薬のうち、日本で使用が許可されているのは刺激薬のメチルフェニデート（商品名コンサータ）とディスレキシアンフェタミン（商品名ビバンセ）、刺激薬以外ではアトモキセチン（商品名ストラテラ）とグアンファシン（商品名インチュニブ）の4種類しかありません。刺激薬で米国ではよく使用されているアデラールやデキセドリンという薬は日本では許可されておらず使用できません。

効果があるのにどうして使用できないのか理不尽な気持ちもしますが、日本では覚醒剤《かくせいざい》に対する規制が基本的に米国より厳しいことなどが、許可されない理由です。

（榊原洋一）

第9章

まとめ

感覚をつかんで実現しよう

ＡＤＨＤやＶＡＳＴを抱えているあなた、レーシング・カーのような脳に自転車用のブレーキの付いているあなた、あるいは「祝福」と「呪《のろ》い」という言葉で表現できるような事柄がどちらも当てはまってしまうようなあなた。あなたはひょっとすると、本書を最初から通しで読まずに、いきなりこのページへ飛んで来たのではないだろうか。いやいや、そうであってもかまわない。それは十分に理解できることだから。ＡＤＨＤ／ＶＡＳＴを抱えている私たちのような人々は、巻末まで読み飛ばして先にオチを知りたがったり、本来とは逆の順序のことをしたがったりするものなのだ。

そうした場合に備えて、この章では、あなたに代わって本書の内容を簡潔にまとめてみることにしよう。本書ではここまでの各章で、数々の事例を紹介し、説明を加え、提案を述べ、科学的な事実を紹介してきた。その目的とするところは、私たちＡＤＨＤ／ＶＡＳＴの人々の脳が、その非凡な才能を活かせるようにすることである。また、ときおり私たちが陥ってしまいがちな、あのひどく呪われた状態を防ぐことでもある。なにもそのような状態に陥らなくてはならない義理があるわけでもないのに、ＡＤＨＤやＶＡＳＴを抱えている私たちには、恥や苦痛を伴う経験が降りかかってくるようなことがよくある。だから、恥や苦痛を振り払うことに、私たちは熱意をもってあたり、知識を駆使し、やれることをすべてやっているわけなのだ。

ＡＤＨＤというものは、これまで世の中から完全に誤解されてきた。悲しいことに、本当に長い長い間、ひどく誤解されてきたのである。そして、それは社会的枠組みとして、純真な子どもたちを意地悪に裏切るような状況までも引き起こしてしまっていた。すなわち、これまで子どもたちは、自分ではコントロールできないことについて咎められてきたのである。加えて、大人のＡＤＨＤ当事者たちに対しても、何世代にもわたってその才能が見逃されるということが広く行われてきた。ＡＤＨＤをもつ人々のことを愚かだとか、能なしだとか、愚鈍だとか言っても許されるという考えが、あまりにも長い間広まってきたのである。ＩＱの調査結果を根拠として、本当にそうした診断用語が、１９６０年代になるまで医学の教科書にも掲載されてきたのだ。まったく、なんという状況だったのだろうか。**そうしたこれまでの状況**を踏まえれば、確かに巻末まで読み飛ばしてしまいたくもなる、というものだ。

しかし、そのような背景があるというのに、いったいどうして、あなたはこの本を手に取ったのだろう。いったい何を探し求めて、このページまでやって来たのだろう。ひょっとしてあなたは、この巻末にハッピーエンドがあるのかどうか、先に知ってしまいたかったのではないだろうか。

そういうことなら、このページを開いたのは大正解である。というのも、本書ではあなたに対して、ハッピーエンドをお届けすることができるからである。ハッピーエンドというか、実際には、ひとつ大きな限界点を突破した、というようなレベルではあるのだが。というのも、私たちは一部の場所において、たいがいの場合であれば、ついに自分の問題を解決できるようになりつつあるからである。そして、ついに世間も私たちの問題に対して、怠《なま》けているとか、軽く見ているとか、身勝手だとかいったふうに捉えなくなりつつあるからである。そう、本当はそうではなく、私たちのような人々というのは、集団の中で見たときに「定型発達」の人々と少しだけ、しかし違いをもたらすには十分なだけ、神経機能が異なっている存在なのである。ただ、その違いがあるがゆえに、ときに脳内でタスク・ポジティブ・ネットワークとデフォルト・モード・ネットワークというもののつながりがぎこちなくなることがある。また、別の脳領域である小脳に関しても、少しだけバランスを欠いたり、強化が必要だったりすることがしばしばあるのである。これは言い換えれば、私たちは、ただただ困った人になろうとしている存在ではないということだ。そうではなく、私たちは自分自身の内側に苦しさを抱えている存在なのである。そのことが今、科学によって証明されてきているのである。加えて、前述したネットワークの不具合やバランスの欠如については、本当に効果の高い対処法も、さまざまに活用できるようになっている。その対処法とは何かというと、ほかの人々とつながりをもつことであり、短所ではなく長所を見出して、そこに注力することである。さらには、周囲の環境に体系的な構造を構築することや、運動、瞑想も対処法として活用できる。

さあ、世間が気づき始めていることは、これだけにはとどまらない。ADHDの人々に秘められている、とてつもない潜在能力――創造性、起業家精神、エネルギー――についても理解が広まり始めている。ADHDの人々が、日々驚くべきことを成し遂げていることは、臨床の現場においても伝わってくる。そして、現場でそれを目の当たりにしている私たち著者2人もまたADHD当事者である。自らの臨床医師、作家としての成功を振り返ってみても、ＡＤＨＤの潜在能力は実感されているところだ。

だから今こそ、私たちは力を合わせて、知識を結集させるときなのである。そうすることで、あらゆる年齢層のＡＤＨＤの人々に、チャンスへの、創造性への、理解への扉が開かれることになる。そのような扉の鍵をあなたにも見つけ出してほしい。そのために、私たち著者2人は本書を執筆したのである。

本書では、あなたがＡＤＨＤに対処するというパズルを解くにあたって、ぴったりとはまるピースとなりそうな研究結果、戦略、治療方法を章ごとに取り上げてきた。とはいえ、結局、そのピースをはめ込む作業については、あなた独自のやり方で取り組んでいくことが必要になる。ここでひとつ質問してみようと思うが、読者の中にゴルフをするという人はいるだろうか。いや、あなたがゴルフをしない人であっても、ここで次に紹介する会話に目を通して、考えてみてほしい。これは、ハロウェル医師とその義理の兄弟であるバージニア州のプロゴルファー、クリスの間で交わされたものである。この会話の中には、ＡＤＨＤを抱えたままで生き抜くためのみならず、

ADHDを抱えたままで**成功する**ための秘訣もまた隠れている。

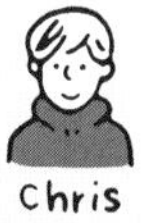

（穏やかな様子でハロウェル医師に）なぁ、ネッド、要は感覚をつかんで実現すればいいだけなんだ。ボールが穴に入ってくれるかどうかなんて、気にしないでいることが大事なんだよ。

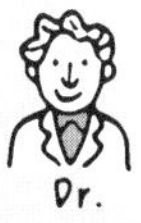

（疑っている様子で、口ごもりつつ）そうはいっても、クリス、僕たちは、穴にボールを入れるために**プレイしている**んじゃないか。それを気にしないで、といわれても、果たしてそんなこと、**できるものかね。**

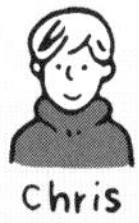

（まるでヨーダのごとき賢人ぶりで）だからね、それを気にしなくなるやり方がわかってきた頃には、君のパットも上達しているだろう、ということさ。

この会話に込められているメッセージこそ、本書が全編を通じて本質として伝えたいアドバイスなのだ。つまり、読者のあなたが自分自身で感覚をつかみとり、それを実現していけるようになること。それに対して、本書が役に立てるのであれば、嬉しい限りということなのである。そしてあなたには、「勝ち負けにこだわる」、という罠からも距離を取り続けているようであってほしい。勝ち負けの罠にはまり込んでしまうことで、幸せから遠ざかっている人々というのは、あまりにも多い。

このように、ゴルフでパットを打つ方法ひとつをとってみても、人それぞれに流儀があるものだ。あの、凶悪なほどに難しくも芸術的な「打球」という行為に対して、各々が独自の感覚を備えているわけである。それを踏まえれば、人生のことを考えてみたときにも、私たち一人ひとりが生き抜くために独自のスタイルをもっている、ということになる。つまり、各々が自身のやることなすことすべてについて、自分だけの感覚をもっている、ということだ。さあ、そうとなれば、あなたのスタイルとは、あなたの感覚とは、いったいどのようなものなのだろう。そしてそれは本当に、あなた独自のものなのか、それとも誰かのやり方を真似ているだけなのだろうか。もっとも、行動というのは、そのほとんどが、部分的にみれば何かの真似となっているものだ。しかし、そこから個性、持ち味、スタイルを創り出していこうと、自分の力で肉付けしていったものこそが、私たちを唯一無二の存在に変えていくのである。かつて、ハロウェル医師が5歳だった娘に贈った詩の内容をここでも紹介しておこう。それは「同じ脳なんかない。最高の脳なんかない。どの脳も自分だけの道を見つけていく」というものである。そう、この詩に込められたメッセージが示しているとおりなのである。

本書では、ADHDをもつあらゆる人々にとって役に立つ、優れた技法の数々を紹介してきた。しかし、それを活用するかどうか、そしてどのように活用するかについては、あなたが自分流のものにしていくしかない。だから、**あなただけの独自の感覚**をつかんでみようではないか。ほかの誰かにとってしっくりくる感覚でも、あなたにとってそれがしっくりくるとは限らないからである。

ここで、ゴルフ経験がない人だとピンとはこないおそれもあるが、ゴルフを人生に例える話をもう少しだけ、してもよいだろうか。パーフェクト・ショットになったときの感覚について話してみたい。プレイした経験がないと腑に落ちない可能性もあるから、ショットを打ったときの感覚を再現するところから話を始めてみよう。まず、あなたはボールのあるところまで近づいていって、体勢を整える。それからスイングする。このスイングが上手くいったときにどうなるか。このときには、ボールがクラブに当たる感覚すら、感じられないほどなのである。ただただスイングしていく流れの中で、強く込めていた力が美しいトルクに変わる（上手くいった場合には、であるが）。すると、エクボだらけのいたずらっ子のようなボールが飛び立ち、あっという間に小さな点と化す。そして流れ星のように青空（曇り空かもしれないが）の向こうへ飛び去っていくのである。

このようなスイングの動作が終われば、あなたが力学的にパフォーマンスする部分はそれでおしまい、ということになる。後はボールが期待どおり、あなたがゴルフをプレイするときいつも思い描くとおりの軌道で、飛んでいく姿があなたの目に映る。そうしているうちに、誇らしい気持ちにあふれてきて、あなたは胸を張ることになる。完璧なショットを成し遂げた喜びで、心が満たされてくる、というわけだ。ゴルフというゲームを制覇し、その中で上手くやることの難しさを制覇したと感じる。何かが上手くいかずにドライブ・ショットが失敗に終わる要素というのは数限りなく存在しているわけだが、そういったあらゆる要素に打ち勝ったと感じられるのである。

今回は失敗せずにきちんと上手くやり遂げることができた、いつも求めていたが、なかなかつかめない感覚をつかむことができた、と感じられる。失敗する要素をすべて退けて成功し、次こそ挽回したいと感じるような失敗も犯さず、コントロールすることができたという感覚である。今回の成功によってこれまでの失敗をねじ伏せて、美しくも輝かしい**ショットを飛ばすことができた。**パーフェクト・ショットを叩き出せたとき、あなたはこのような達成感を得られるのである。

そうなったとき、**「いいぞ、自分」**とあなたは自分に話しかける。**「これをまた繰り返せばいいんだ」**と考えるに至るのだ。しかし、長い年月で考えてみたとき、この**「また繰り返せばいいんだ」**という言葉が、いかにあなたをあざ笑うものになることか。というのも、上手くやり遂げた体験があっても、それを一貫して何回も繰り返すというのは、ほとんどの人にとって夢のようなことだ。それを実現することができるのは、わずかな人だけなのである。

そして、この段階まできたときに、あの「ボールが穴に入るかどうかは気にするな」という考えが役立つのである。気にするな、というクリスのアドバイスは、すぐに腑に落ちるものではなかったかもしれないが、ここまでに話してきた内容を踏まえてみれば、ピンとくるのではないだろうか。彼のアドバイスは、気楽にやれ、ということではなかったのである。結果を気にしているのではなく、その瞬間に集中しよう、ということだったのだ。

あなたという存在は、この先もゲームに参加し続けることができる。その中で瞬間、瞬間に集中することができる。あなたにそうあってほしい、そうと願っていることを本書では伝えておきたい。そして、勝つことにこだわりすぎるのは実はおろかで浅はかな考えではないか、自分を負け組だと決めつけるのもまた想像力に欠けた短絡的なことではないか、ということも考えてみてほしい。人生が私たちへ与えてくれる素晴らしいご褒美とは、いったい何だっただろうか。そのご褒美のもたらす最高の喜びは、どこに埋まっているのだろうか。それは、ゲーム、それ自体の中に存在している。喜びを見つけ出す道のりや、そのために新たな方法を試行錯誤すること、それ自体に人生の意義はあるのだ。その道を進む中で私たちは大いなる楽しみを見出すと同時に、苦しみもまた味わうことになる。だが、それが世の仕組みなのだ。ならば、それこそが人生を左右する要素だと捉えて、これからも取り組み続けていってみようではないか。そう、終わりは見えなくても、感覚をつかんで実現するという取り組みをこの先も続けていくのだ。とはいえ、もちろん、素晴らしいショットが打てますように、という想いも胸の奥底では温めておくようにしよう。その想いまでなくしてしまうのは、どうしたってできることではない。一方で妙なことを言うようだが、失敗するかもしれない、という想いもまた胸の奥底で温めておくとよい。そこまで想定してこそ、またやってみよう、何かのために努力しよう、という気持ちをもてるようになるからだ。人は間違いを犯す生き物だ、とよく言われるが、それをもじってこう表現することもできる。失敗するということは、すなわち、私たちが人間であるということにすぎないのだと。

人それぞれ、見出していく道というのは、さまざまである。正しい道などというものはどこにも存在していない。しかし、このメッセージを伝えておこう。誰であってもこれを知っておけば、おそらくは心が解き放たれるはずである。それは、最高の脳など存在しないこと、そして私たち一人ひとりにはチャンスが与えられているということだ。どんなときも、私たちの人生は、自分だけの道を見出すための素晴らしいチャンスにあふれているのである。

謝辞

書籍の中でも人々への感謝を表す部分、すなわち出版社が「謝辞」と呼んでいるこのページは、私にとってもっとも執筆意欲の湧く箇所である。

何よりもまず、本書を世に出してくれた出版社の皆さん、特に編集者のマーニー・コクラン氏に感謝申し上げたい。マーニーは本書の作成にあたって、期待を上回る、という表現ではまったく言い表し切れないほど、多大な役目を果たしてくれた。というのも、当初、本書の原稿は12万単語という長さに及んでいた。だが、最終的にはこのとおり4万9,000単語の形に収まっている。ということはつまり、編集部側でボリューム（単語数）を58パーセント減量させつつ、著者2人にとっても満足の行く内容にまで仕上げたということであり、その整形手術、減量手術にも匹敵するような凄技とはいかなるものなのか、と想像してみていただきたい。それこそが、編集者マーニーのなし遂げた作業なのである。彼女のお陰で、読者のあなたは7万語もの余分な単語と格闘せずにすんだのである。

また、本書の契約を仲介し、出版予定内容を構想するにあたり指南してくれた人にも感謝申し上げたい。それは尊敬すべきエージェント、ジェームス（ジム）・レヴァイン氏である。多才である彼は本作りに必要な嗅覚にも優れており、彼のエージェンシーには素晴らしいチームが構築されている。

そして、私がメディカルスクール時代より前に旧ボストン市立病院で研究を行っていた１９７３年当時から、私を導いてくれた、何千という患者の方々にも感謝を申し上げる。患者の皆さんは、私にとっていつだって最高の教師である。

本書の作成にあたり相談に乗ってくれた多数の専門家の方々、そして、手を貸してくれたたくさんの友人の皆にも感謝したい。特に、親友のペーター・メッズ医師には深く感謝申し上げる。同窓生で児童精神科医である彼には、本書を執筆するにあたってもっとも多く知恵を借りることになった。

続いて、言うまでもないが、ジョン・レイティ医師にも感謝を申し上げる。１９７８年に出会ったとき、彼は旧マサチューセッツ・メンタル・ヘルス・センターでチーフレジデントを務めていた。そして、私をエルヴィン・セムラド医師と見事な形で引き合わせてくれ、私が診療に着手するきっかけを作ってくれた。

そして何より、常日頃からの感謝を伝えておきたいのは、32年にわたって私の妻でいてくれるスーと、そして子どもたち、ルーシー、ジャック、タッカーである。私の人生に対して日々これほどまでの光を与え、愛とエネルギーをもたらしてくれる彼らには、どんなに感謝しても、し切れることはない。

——エドワード（ネッド）・ハロウェル

私もまた同様に、本書を書き始めてから仕上げるまでの間を支えてくれた人々に対して、感謝を示せることを嬉しく思っている。編集者のマーニー・コクラン氏に対しては多大な感謝を申し上げる。彼女はたいへんな労力を払って、本書を今ここにある形まで磨き上げてくれた。私たち著者2人の考えをまとめ、そのエネルギーを集中させるという、骨の折れる根気の必要な作業にあたってくれたのは、彼女である。

また、ネッド・ハロウェル医師に対しては、深い恩義を感じている。彼は私の生徒であり、今では教師であり、長年にわたって大切な友人である。彼がともに新たな書籍を執筆しようときっかけを与えてくれたおかげで、改めて彼と私の考えがまとめられることとなり、このようにして私たちの最新の成果を形にすることができた。

また、私のかつてのメンター、ジョージ・ヴァイラント氏、アラン・ホブソン氏、リチャード・シェイダー氏にも感謝申し上げたい。いずれも、私のＡＤＨＤならではの熱意にうんざりせずに、私を励まし、導き、「頑張らせてくれた」人々である。またこのほか、私のビジネス・パートナーを務めてくれており、なおかつ素晴らしい友人でもあるベン・ロペスには、常識の枠を超えるレベルを目指すことを教えてもらった。そして、これも常に伝えたいことなのだが、私の両親には長年にわたって絶えず世話になってきた。彼らは私と人生を分かち合い、とても多くのことを教えてくれた。

最後になるが、私の妻、アリシア・ウーリッツァヒにも心からの感謝を捧げたい。彼女は私が自分の担当分の原稿を書くにあたって話し相手となり、思考をまとめるためのパートナーとなってくれた。彼女はまた、嘘いつわりのない意見を出してくれる相談役でもあった。私が何か価値あることを成し遂げられるとするならば、それはこの妻の愛があるからであり、娘のジェシーとキャスリン、孫のグレイシーとキャラムの愛があるからである。

――ジョン・レイティ

訳者あとがき

本を手に取ると、私はつい「あとがき」から読み始めてしまう。この行動が図らずも本書の終盤で予想された「結論を先に知りたがる人」と重なったので、ふふっと笑ってしまった。確かにせっかちな方法なのかもしれない。でもどうだろう。巻末の文章が読書の道標《みちしるべ》になるのは、割とよくあることのようにも思える。心理学の分野にとって実に意義深い本書の力を借りて、そんな道標を私もここで示してみよう。

本書の原題は『ADHD 2.0: New Science and Essential Strategies for Thriving with Distraction--from Childhood through Adulthood』という。直訳すれば「ADHD2・0：気の散りやすさとともに成功するための最新科学と必携戦略——子どもから大人まで」とでもなるだろうか。

原書は2021年1月に発行されていて、米国アマゾンの販売ランキング、とりわけ児童学習障害のジャンルで上位を保ち続けている。

現役の医師でハーバード大学で長く教えていた2人が書いた集大成のような本だということで、米国内では大きな反響を呼んだようだ。著者のひとりレイティ医師は、かのベストセラー『脳を鍛えるには運動しかない！』の著者でもある。また、英語圏の書評サイトでも、本書はＡＤＨＤ関連書籍の中でよく上位に選ばれている。

原書には、日本では少し厳しく響いてしまうかもしれない言葉もあって、その辺りは米国式のドライなジョークも日本の読者が受け取りやすくなるように努めて訳したつもりだ。ともあれ、気にせずに先を読んでみてほしい。そうするときっとその奥の価値が見えてくる。

本書は言ってみれば、どこを食べても栄養の摂れる幕の内弁当のような本だといえよう。かつて大学で臨床心理学を学んだ私にとっては、特に2章および3章の脳の仕組みや、4章のつながりの大切さを説いた箇所が興味深かったが、人によっては6章の栄養の項で砂糖・小麦・乳製品などの影響を知ることが解決に導くかもしれないし、7章の運動療法を今すぐ役立てられる人もいるかもしれない。8章の薬物療法の説明を読んで一歩踏み出す人もいるかもしれない。気になる章に目を通すだけでも、何かしら役立つ情報に出会えるはずだ。

早くからＡＤＨＤの研究が進められた米国では、本書のような書籍も数多く出版されている。今後もっと多く訳書が出ることを願うばかりだ。本書では著者のひとりハロウェル医師が中国に住む少年をメールで治療しているが、日本語と英語、日本と米国の間には、より大きな言語の壁があるように思える。本書のようなヒット作でも日本語版がなければ知られない。役立つ知識が言語を超えて素早く広まり、当事者も周囲の人も一度きりの人生をもっと楽しめる世の中になってくれたらと思う。

この訳書を出すにあたってはまず、私の心理学的基礎を築いてくれた横浜国立大学の先生方と学友の皆に感謝したい。長くかかったけれど当時の基礎のおかげで私も少しはこの分野で役に立てたかなと思う。そしてもちろん出版までを支えてくれた、バベル翻訳専門職大学院の中道先生と皆さん、監修の榊原先生、編集部の柳沢さん、私の家族にも、心から感謝したい。本当にありがたい限りで、この本が世に出るのもこれらすべての人とつながれたからである。そんな「つながり」の力は言うまでもなく本書の重要なメッセージでもある。「つながり」と科学で開く未来はきっと明るい。

日本語版監修にあたって

注意欠如多動症（ADHD）は、子どもの精神障害の中でもっとも頻度の高い障害であることが知られています。国によってその頻度に多少の差はありますが、子どもの5パーセントがADHDの行動特徴をもっていることが明らかになっています。同じく発達障害としてよく知られている自閉症スペクトラム障害（ASD）の約3倍という高い頻度です。かつてはADHDの大部分は思春期以降に症状が改善する一時的な障害と考えられていましたが、現在では成人の2パーセント前後にADHDの症状が見られることもわかっており、全年齢層に見られる障害です。

本書の中で詳しく述べられていますが、普通の病気のように発熱とか咳といった特異的な症状がなく、どんな人にも見られる行動上の特徴から診断に至ることから、なかなか専門医療機関を受診する機会がなく、また有病率が高いことから「もしかするとADHDかもしれない」といった悩みを抱える人が多数いることが予想されます。

ＡＤＨＤを含む発達障害についての社会的な認知も進み、ＡＤＨＤの一般書の需要は極めて高いと思います。しかし一般向けであるために厳密な医学的説明がなかったり、あるいは著者の個人的意見が前面に出ていたりするものが多いと常々思っていました。そんな思いを抱いている中、米国で発刊された本書を日本で翻訳出版する計画について出版社から相談を受け、原書と仮翻訳された本書に目を通しました。

本書に目を通してすぐに本書が刮目《かつもく》するに値する優れたＡＤＨＤの一般書であることがわかりました。本書の優れているところを挙げると次のようになります。

○記述が平易でわかりやすいこと

私もこれまでに一般書を書いてきましたが、専門的な内容になるとどうしても記述が難しくなり、また専門用語を多用してしまいます。本書は平易な例えを使って読者が難解な医学的記述を容易に理解できるように書かれています。

○ユーモアあふれる記述

発達障害の一般書は、どうしても語り口が堅苦しくなってしまいがちです。またあまり面白おかしく書くと、書かれた内容の信憑性が落ちてしまうというジレンマがあります。本書は随所に米国風のユーモアあふれる記述がありながら、内容がきちんとエビデンスに裏付けられています。これも著者の豊かな臨床経験と、最新の知見に裏付けられた自信があるから初めて可能になることです。

◯内容が最先端の医学的知識に裏付けられたものであること

私は最近医師などの専門家向けにＡＤＨＤとＡＳＤの教科書を書きましたが、その際に最新の知識を反映させるために何百という最新文献に目を通しました。そんな私にとっても、本書に盛り込まれているＡＤＨＤに関する知見は最先端のものであることは驚きでした。著者たちが「ＡＤＨＤ２・０」と最新バージョンであることを強調している理由がよくわかります。

◯著者が2人ともADHDの診断を受けており、個人的経験に裏打ちされた具体的な記述になっていること

医師などの専門家が患者さんの行動を観察して一般向けの啓発書を書くことがよくありますが、どうしても医師対患者（患児）あるいは家族という関係の中で、上から目線になりがちです。本書の著者は２人とも専門の医師であると同時に、自分自身が

ＡＤＨＤの患者であるという極めて特異な立場で書かれています。ＡＤＨＤという障害を抱えた個人に対する温かな視線もこうした立場が反映されたものだと思います。

監修をしながら、このような書籍が将来日本発で発刊されないかなと、うらやましい思いでした。ＡＤＨＤの社会的認知や臨床経験で日本の20年先を行っているアメリカだからこそ可能なのだとため息が出る経験でした。

ぜひ多くのＡＤＨＤ本人や家族の方に読んでいただきたい本です。

DSM-5によるADHDの診断基準（訳：榊原洋一）

（1）以下の注意欠如の症状のうち6つ以上が少なくとも6か月以上続いており、そのために生活への適応に障害をきたしている。こうした症状は発達レベルとは相容れない。

注意欠如（＊原文ではすべての症状に〝しばしば〟という表現がついているが、省略）

- 細かいことに注意がゆかず、学校での学習や、仕事その他の活動においてミスをおかす
- さまざまな課題や遊びにおいて、注意を持続することが困難である
- 直接話しかけられたときに、聞いていないように見える
- 学校の宿題、命じられた家事、あるいは仕事場での義務に関する指示を最後まで聞かず、そのためにやり遂げることができない（指示が理解できなかったり、指示に反抗したりしたわけでない）

・課題や活動を筋道を立てて行うことが苦手である
・持続的な精神的努力を要するような仕事（課題）を避けたり、いやいや行う（学校での学習や宿題など）
・課題や活動に必要な物をなくす（おもちゃ、宿題、鉛筆、本など）
・外からの刺激で気が散りやすい
・日常の活動の中で物忘れをしやすい

（2）以下の多動・衝動性の症状のうち6つ以上が少なくとも6か月以上続いており、そのために生活への適応に障害をきたしている。こうした症状は発達レベルとは相容れない。

多動
・手足をそわそわと動かしたり、椅子の上でもじもじする
・教室やその他の席に座っていることが求められる場で席を離れる
・そうしたことが不適切な場で、走り回ったりよじ登ったりする（青年や成人では落

ち着かないという感覚を感じるだけ）

- 静かに遊んだり余暇活動につくことが困難である
- じっとしていない、あるいはせかされているかのように動き回る
- しゃべりすぎる

衝動性

- 質問が終わる前に出し抜けに答えてしまう
- 順番を待つことが困難である
- 他人をさえぎったり、割り込んだりする（例：会話やゲームに割り込む）

成人のADHDの診断について

ADHDは、しばしば成人になっても継続する。成人および青年期（17歳以上）のADHD診断にあたっては、5症状以上あれば診断できるものとする（それより若い子どもの場合は6症状が必要とされる）。年齢層が上がると症状の現れ方も異なる場合がある。たとえば、成人において多動はひどい落ち着きのなさとして現れたり、活動によって他人を疲れ果てさせる状態となって現れたりする。

索引

アルファベット

た

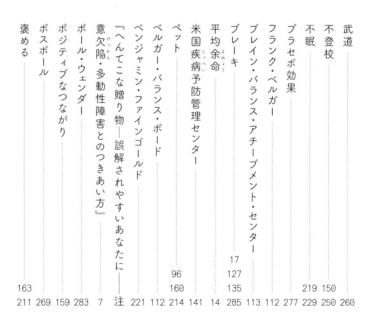

著者について

エドワード・M・ハロウェル医師は、児童と成人について専門資格を有する精神科医である。また、世界各地で基調講演の講演者を務めることでも広く知られており、『ニューヨークタイムズ』紙により20冊以上の作品を著述・共著したベストセラー作家にも選ばれている。その中の一冊に、ジョン・J・レイティとの共著である『Driven to Distraction』（邦題：へんてこな贈り物—誤解されやすいあなたに——注意欠陥・多動性障害とのつきあい方）があるが、この書籍はADHDへの理解を革新的に広める火付け役となった。ハロウェル氏はハーバード・カレッジとテューレーンメディカルスクールの卒業生であり、ハーバードメディカルスクールでは21年にわたって教員を務めた。彼とその著作はこれまで数々のメディア、たとえば20/20、60 Minutes、Oprah、PBS、CNN、Today、Dateline、Good Morning America、The View のほか、The New York Times、USA Today、Newsweek、Time、U.S. News & World Report、Los Angeles Times、Boston

Globeでも取り上げられてきた。また、彼は『アディテュード』誌のレギュラー・コラムニストとしても活動しており、毎週配信されているポッドキャスト「Distraction」のホストも務めている。施設も創設しており、これまでに「ハロウェル・センター」をボストン・メトロウェスト、ニューヨークシティ、サンフランシスコ、シアトル、パロアルトに設立してきた。現在は、夫人とともにボストン地区で暮らしている。そこへ成長した子どもたちが訪れてくるのをいつでも楽しみにしており、孫の誕生やステップ家族ができて誕生日が決まることを待ち望んでいる。

ジョン・J・レイティ医師は、ハーバードメディカルスクールで臨床精神医学の准教授を務めており、神経精神医学と健康増進の分野において国際的に知られる専門家である。これまでに60本以上の査読付き論文と11冊の書籍を発表しており、その中の一冊にエドワード・M・ハロウェル医師と共著したADD／ADHD関連の画期的著書『Driven to Distraction』をはじめとするシリーズがある。また別の著作『Spark: The Revolutionary New Science of Exercise and the Brain』（邦題：脳を鍛えるには運動しかない！ 最新科学でわかった脳細胞の増やし方）を出版したことにより、脳と運動のつながりに関して世界をリードする権威としての立場も確立している。同業者の間では1997年以来、米国のベストドクターに選出されたことでも知られ、マサチューセッツ精神医学学会から当分野の前進に寄与したとして年間優秀精神科医の称号も得たことがある。レイティ医師とその活動はメディアでもしばしば取り上げられている。これまでABC、CBS、NBC、PBS、NPRで特集されたほか、『The New York Times』、『Newsweek』、『The Washington Post』、『U.S. News & World Report』、『Men's Health』などさまざまな出版物にも掲載されている。レイティ医師は妻アリシアとともに、マサチューセッツ州ケンブリッジとカリフォルニア州ロサンゼルスの2拠点で生活しており、いずれの都市でも沿岸部で個人診療を続けている。

日本語監修

榊原洋一（サカキハラ・ヨウイチ）

1951年東京都生まれ。東京大学医学部卒業。東京大学医学部講師、東京大学医学部附属病院小児科医長、お茶の水女子大学理事・副学長を経て、現在、お茶の水女子大学名誉教授。医学博士。発達神経学、神経生化学を専門とし、長年、発達障害児の医療に携わる。著書に『子どもの発達障害　誤診の危機』（ポプラ社）、『最新図解 発達障害の子どもたちをサポートする本』『最新図解 ADHDの子どもたちをサポートする本』『最新図解 女性のADHDサポートブック』（すべてナツメ社）、共著書に『発達障害の診断と治療 ADHDとASD』（診断と治療社）などがある。

翻訳

橘 陽子（タチバナ・ヨウコ）

翻訳家。横浜国立大学教育学部生涯教育課程カウンセリングコース卒業（学士〈教養〉、臨床心理学）。バベル翻訳専門職大学院修了（米国専門職修士、文芸翻訳学）。1級翻訳士（JTF）。人の心に訴える翻訳と心理学を好む。

デザイン	岩永香穂（MOAI）
イラスト	さいとうあずみ
校正	鷗来堂
編集担当	柳沢裕子（ナツメ出版企画株式会社）

本書に関するお問い合わせは、書名・発行日・該当ページを明記の上、下記のいずれかの方法にてお送りください。電話でのお問い合わせはお受けしておりません。
・ナツメ社web サイトの問い合わせフォーム　https://www.natsume.co.jp/contact
・FAX 03-3291-1305　・郵送（下記、ナツメ出版企画株式会社宛て）
なお、回答までに日にちをいただく場合があります。正誤のお問い合わせ以外の内容に関する解説・個別の相談は、一切行っておりません。あらかじめご了承ください。

ADHD2.0 特性《とくせい》をパワーに変《か》える科学的《かがくてき》な方法《ほうほう》

2023年10月10日　初版発行

著者　エドワード・M・ハロウェル
　　　ジョン・J・レイティ
訳者　橘《たちばな》 陽子《ようこ》
日本語版監修　榊原洋一《さかきはらよういち》
発行者　田村正隆

発行所　株式会社ナツメ社
東京都千代田区神田神保町1-52 ナツメ社ビル1F
（〒101-0051）
電話 03-3291-1257（代表） FAX 03-3291-5761
振替 00130-1-58661
制作　ナツメ出版企画株式会社
東京都千代田区神田神保町1-52 ナツメ社ビル3F
（〒101-0051）
電話 03-3295-3921（代表）
印刷所　ラン印刷社

ISBN978-4-8163-7413-5 Printed in Japan